Ashwini KS
Nagaveni NB

Fenómeno fascinante da dentina dos dentes

Ashwini KS
Nagaveni NB

Fenómeno fascinante da dentina dos dentes

Permeabilidade da dentina

ScienciaScripts

Imprint
Any brand names and product names mentioned in this book are subject to trademark, brand or patent protection and are trademarks or registered trademarks of their respective holders. The use of brand names, product names, common names, trade names, product descriptions etc. even without a particular marking in this work is in no way to be construed to mean that such names may be regarded as unrestricted in respect of trademark and brand protection legislation and could thus be used by anyone.

Cover image: www.ingimage.com

This book is a translation from the original published under ISBN 978-620-8-11782-5.

Publisher:
Sciencia Scripts
is a trademark of
Dodo Books Indian Ocean Ltd. and OmniScriptum S.R.L publishing group

120 High Road, East Finchley, London, N2 9ED, United Kingdom
Str. Armeneasca 28/1, office 1, Chisinau MD-2012, Republic of Moldova, Europe
Printed at: see last page
ISBN: 978-620-8-19839-8

Índice

INTRODUÇÃO

A dentina constitui a maior parte do dente e é perfurada por túbulos que se estendem desde a polpa até à junção esmalte-dentina ou cemento-dentina. A dentina é um tecido mineralizado permeável, que muitas vezes fica exposto devido a doenças ou procedimentos de restauração. Uma vez exposta, a dentina fica muito sensível e qualquer fluido dentro dos seus túbulos pode afetar as propriedades de ligação dos materiais de restauração. [1]

A hipótese hidrodinâmica afirma que o movimento do fluido ocorre dentro dos túbulos quando a dentina é estimulada. Pensa-se que o movimento é suficientemente rápido para estimular as terminações nervosas nas partes internas dos túbulos. [1,2,3]

A primeira descrição da permeação de substâncias através da dentina foi feita por Fritsch em 1914. [4]

O coeficiente de permeabilidade e as taxas de fluxo variam muito, sendo a permeabilidade mais elevada observada nas regiões dos cornos pulpares e a mais baixa no centro da dentina oclusal. [5]

A densidade e o diâmetro dos túbulos dentinários aumentam com a profundidade da dentina, desde a EDJ (junção esmalte-dentina) até à região pulpar. A permeabilidade da dentina é mais baixa na EDJ e mais alta nas extremidades pulpares.

A permeabilidade da dentina está relacionada com o diâmetro funcional dos túbulos dentinários; quanto maior for o diâmetro funcional, maior será a taxa de fluxo e, consequentemente, a taxa de permeação. A permeabilidade aumenta rapidamente na câmara pulpar e a permeabilidade da dentina é proporcional ao produto do número e do diâmetro dos túbulos, que aumenta à medida que os túbulos convergem para a polpa. [6]

Assim, a menor permeabilidade da dentina central em comparação com a do corno pulpar pode dever-se ao menor número de túbulos por unidade de área de secção transversal e ao facto de os túbulos centrais poderem ter diâmetros mais pequenos por estarem mais afastados da polpa.

Terminologias

1	Permeability	The permeability of a material is defined as its capacity to allow the passage of a solvent or solution to pass through it
2	Dentinal tubules	Dentinal tubules are the hollow tubes that run through the dentin which are located at the odontoblastic processes.
3	Permeability coefficient	The permeability coefficient is measuring the ease with which solutes can diffuse across membranes down a chemical gradient in the absence of bulk fluid movement.
4	Smear layer	The smear layer is an aggregation of inorganic and organic substances or debris produced by cutting or burnishing the dentine.

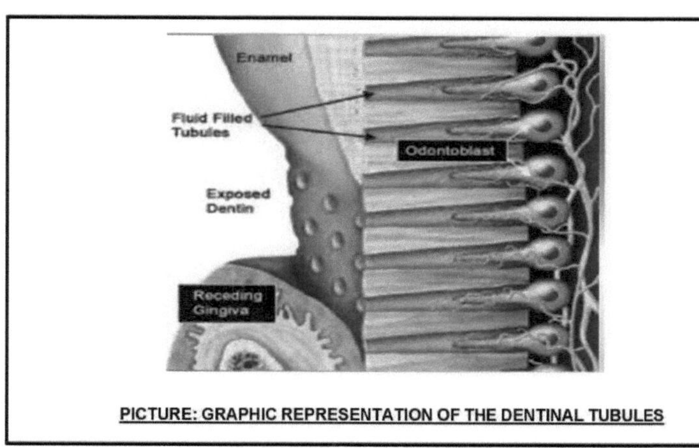

PICTURE: GRAPHIC REPRESENTATION OF THE DENTINAL TUBULES

Complexo polpa-dentina

Na parte da coroa do dente, a densidade de túbulos é maior perto da polpa do que na periferia, uma vez que os túbulos dentinários têm forma cilíndrica e se estendem por toda a largura da dentina. Além disso, a ramificação dos túbulos varia em diferentes partes dos dentes, resultando em diferenças indistintas na estrutura da dentina. (1) Assim, é provável que afecte a permeabilidade do tecido.

A polpa apresenta uma pressão de fluido tecidular intersticial relativamente elevada. Qualquer coisa que tente penetrar através da dentina em direção à polpa tem de o fazer contra um gradiente de pressão, enquanto qualquer coisa que penetre a partir da polpa será facilitada pelo mesmo gradiente de pressão, desde que a polpa seja vital.

Os factores que afectam a permeabilidade da dentina são enumerados a seguir

- A área exposta
- A estrutura do tecido
- A química do tecido envolvido
- A espessura do tecido
- A pressão exercida sobre o processo
- Interação química entre a dentina e o agente penetrante
- Tamanho das partículas do agente penetrante

Espaço periodontoblástico

O espaço periodontoblástico é um espaço cheio de líquido localizado entre o processo odontoblástico ou os seus remanescentes e a parede do túbulo.

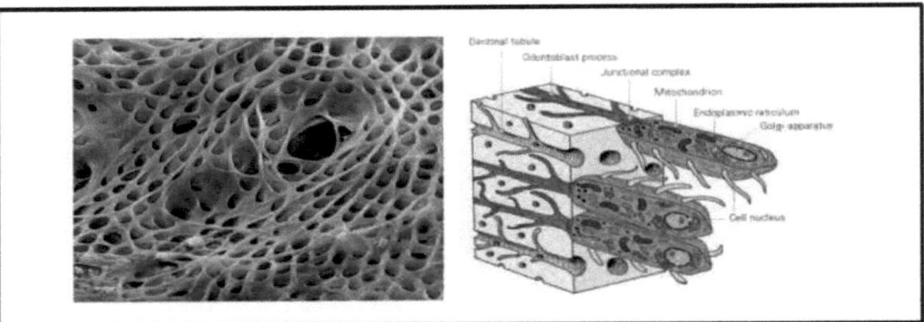

IMAGEM: ULTRA-ESTRUTURA DA DENTINA E DOS ODONTOBLASTOS

Importância

Este "espaço" é a via provável de transporte de componentes que estão envolvidos no crescimento pós-eruptivo da dentina peritubular altamente mineralizada. Ele aumentará de tamanho com a mudança de idade e também pode se formar como uma estrutura secundária nos túbulos na parte mais pulpar da dentina.

Estas actividades são consideradas como estando sob o controlo dos odontoblastos e, como tal, representam um processo fisiológico. O crescimento da dentina peritubular pode resultar na obturação completa dos túbulos, que é uma mudança caraterística da idade da dentina, e pode ser acelerado como resultado de influências externas. [7]

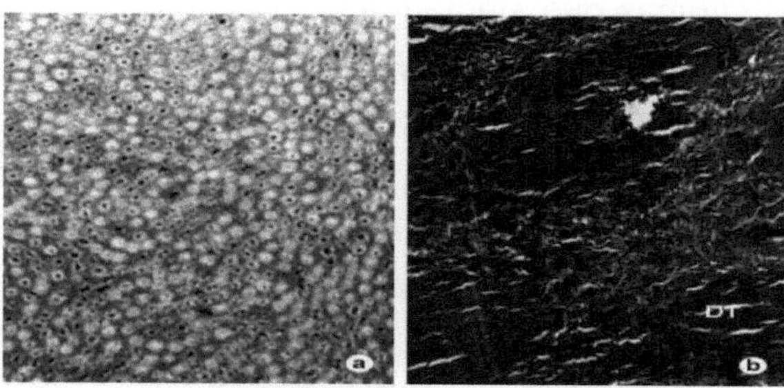

a. Diagram of two odontoblasts with numerous organelles in the body of the cell with only microtubules in the odontoblast processes.
b. Transmission electron micrograph of an undemineralized specimen showing an odontoblast process with a side branch.

Secções não desmineralizadas de dentina de dentes de indivíduos idosos.

a. A maioria dos túbulos dentinários em secção transversal é obturada pelo crescimento da dentina peritubular (branca) quando vista numa microradiografia.

b. Micrografia eletrónica de transmissão em que os túbulos ocluídos (DT) e parcialmente ocluídos aparecem a preto.

Condições clínicas que afectam a permeabilidade da dentina

- Idade e alterações funcionais na dentina

a. **Alterações fisiológicas** Depois de o esmalte da coroa estar completamente formado, as coroas dos dentes permanentes permanecem no maxilar durante 2-3 anos antes da erupção dentária.

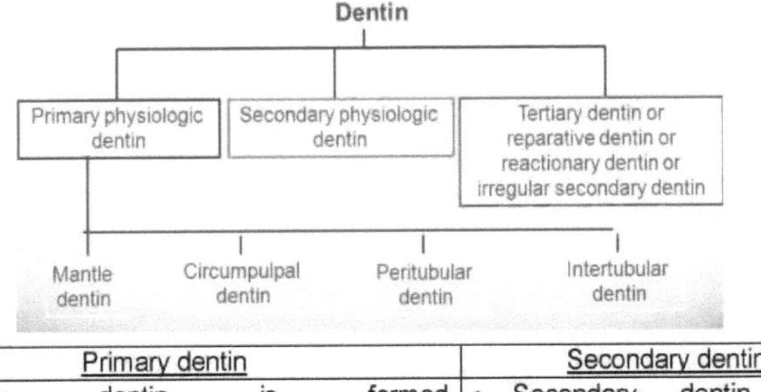

Primary dentin	Secondary dentin
• Primary dentin is formed during odontogenesis. • It is under the control of the odontoblasts that form the main bulk of dentin.	• Secondary dentin starts forming while the tooth is still embedded in the jaws. • It continues even after the tooth is erupted.

A mineralização é observada apenas na dentina coronal, isto é, na dentina, ou seja, na zona escura observada micro radiograficamente em secções de dentes erupcionados

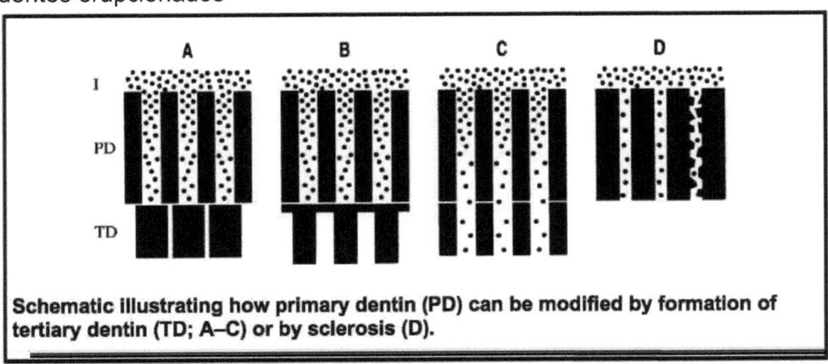

Schematic illustrating how primary dentin (PD) can be modified by formation of tertiary dentin (TD; A–C) or by sclerosis (D).

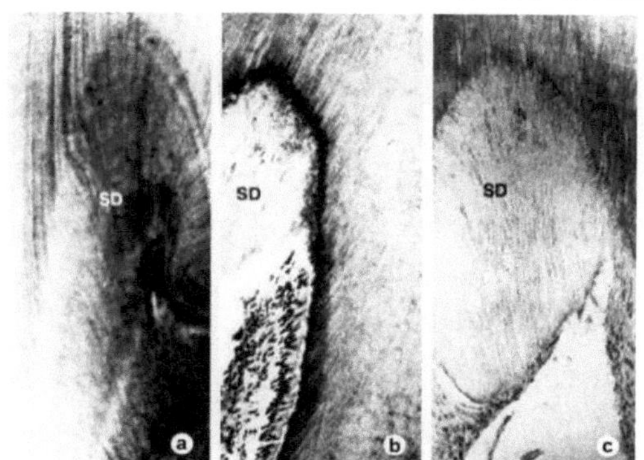

Secondary dentin (SD) in the cuspal area of sections of worn teeth

a) Microradiograph of a ground section b-c Stained demineralized sections. Irregular structure of the first formed secondary dentin and cellular inclusions (b) – Tertiary dentin

Alterações patológicas

- Dentina terciária (dentina reparadora)

Os túbulos nos dois tipos de dentina formam um continuum.

- A dentina terciária forma-se em resposta a estímulos externos

- A dentina terciária é limitada em extensão ao estímulo externo, à ausência de túbulos dentinários na dentina de interface e à presença de inclusões celulares na pré-dentina e na dentina.

- Com a progressão da cicatrização, a dentina terciária assumiu uma estrutura semelhante à da dentina secundária com túbulos

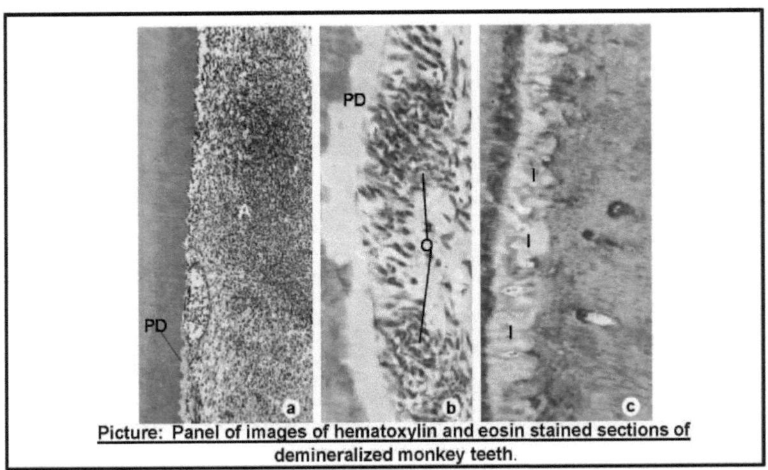

Picture: Panel of images of hematoxylin and eosin stained sections of demineralized monkey teeth.

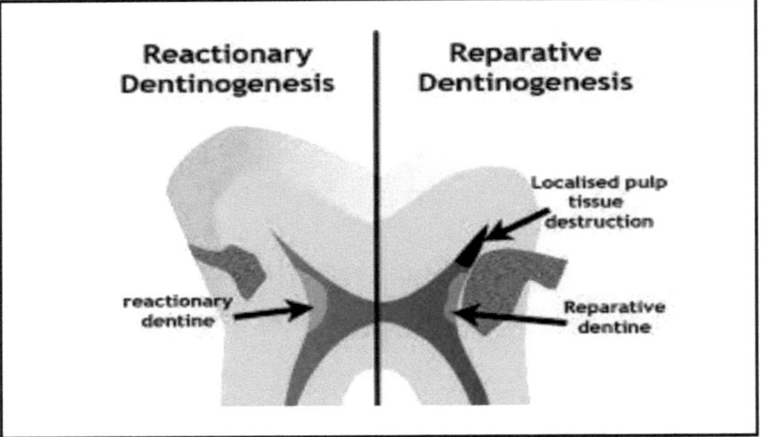

Importância:

a. O tecido mineralizado atubular é referido como "dentina de interface".

b. Os túbulos da dentina primária/secundária não se prolongam para a dentina terciária.

c. Efeito marcante na permeabilidade da dentina - barreira a qualquer penetração a partir da dentina periférica.

d. Formação do trato morto. [8]

Tratos mortos

a. Uma forma especial de dentina terciária formada em condições extremas, por exemplo, após o reimplante de dentes vitais extraídos e recém-erupcionados.

b. Esta resposta tecidular pode resultar na formação de grandes massas de tecido irregular, semelhante ao osso, na polpa.

c. A maior parte da dentina coronal contém "trato morto".

d. Assim, não podem ocorrer reacções vitais na dentina afetada.

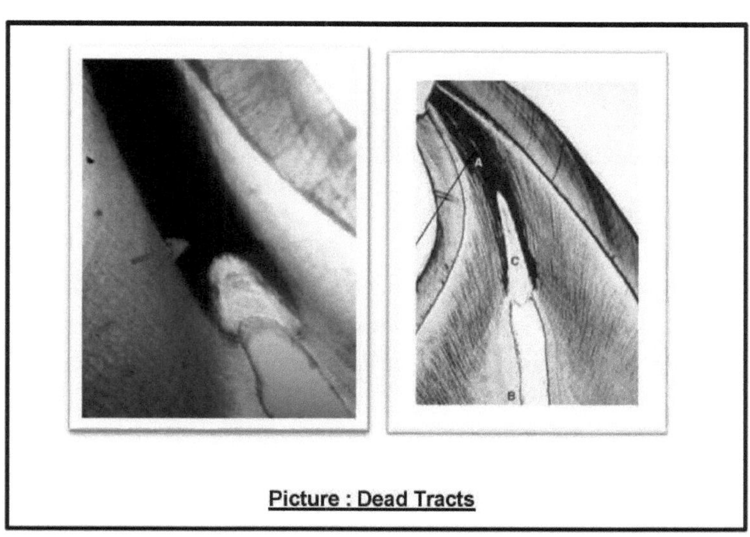

Picture : Dead Tracts

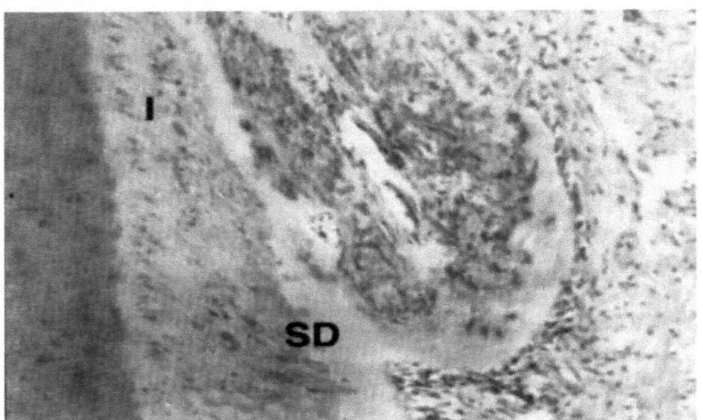

Hematoxylin and eosin stained section of a demineralized tooth which had been extracted and the immediately replanted. I).Interface dentin and the secondary dentin which has formed three months after replantation

Teorias da hipersensibilidade dentinária

Hipersensibilidade dentinária

- A dentina exposta ao ambiente oral pode causar uma dor aguda e cortante. A dor pode ser iniciada ao tocar a superfície da dentina com um instrumento, uma unha ou com as cerdas de uma escova de dentes.
- Os alimentos ou bebidas frios e os doces podem provocar dores de curta duração.
- Foi desenvolvida uma técnica especial de biópsia de dentina, que permite biópsias de dentina sensível e não sensível.
- A dentina não sensível é hipermineralizada e o aumento do conteúdo mineral deve-se à oclusão dos túbulos por material cristalino.
- A dentina hipersensível é permeável, enquanto a dentina exposta não sensível é impermeável

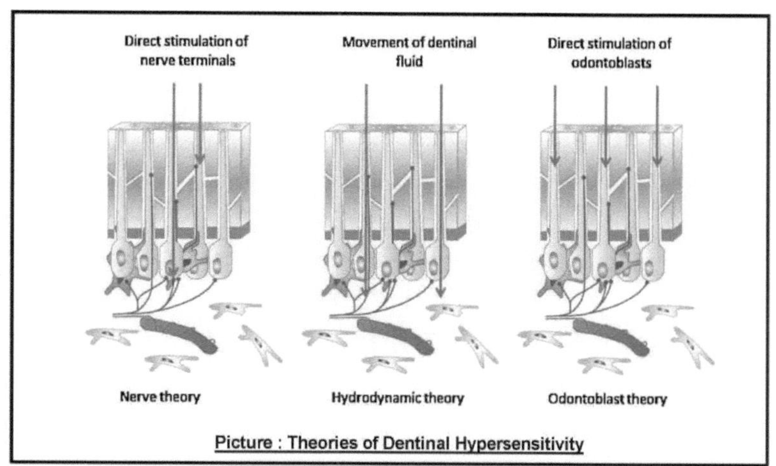

Picture : Theories of Dentinal Hypersensitivity

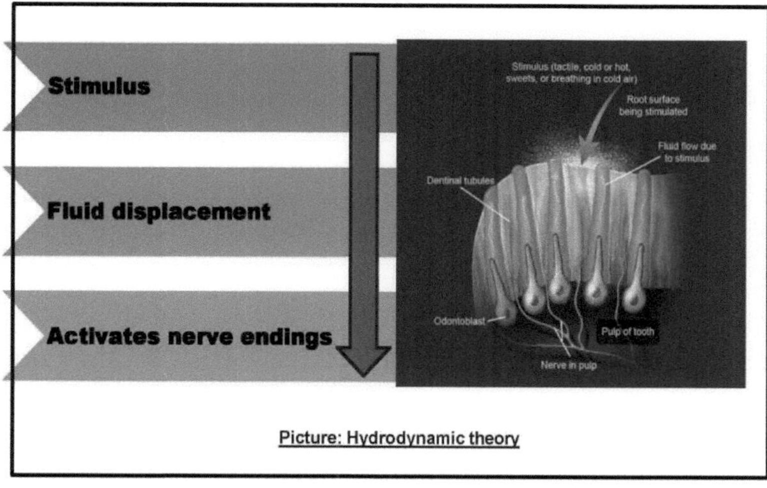

Picture: Hydrodynamic theory

Alterações regressivas dos dentes

Attrition 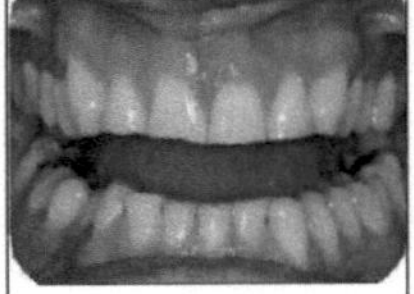	▪ Quick and excessive attrition or grinding of teeth will exacerbate the loss of enamel and dentin. ▪ Dentin changes will be similar to exposure of dentin to the oral environment and hypersensitivity reaction is a common clinical symptom because the tubules are not occluded by mineral deposits. ▪ If left open to the oral environment and the surface is kept free of plaque, mineral deposits in the tubules will reduce or eliminate the hypersensitivity.
Abrasion 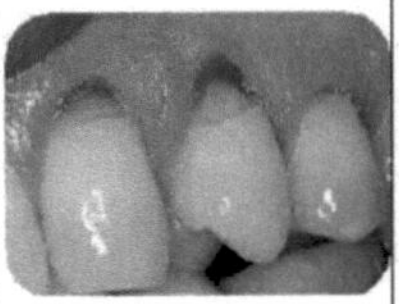	▪ wear caused by a specific agent. e.g. vigorous tooth brushing or by holding of instruments between teeth while performing specific routine tasks. ▪ Toothpastes also vary in the type and coarseness of the abrasive component. ▪ The abraded surface is often glossy and hard without Clinical symptoms.
Erosion 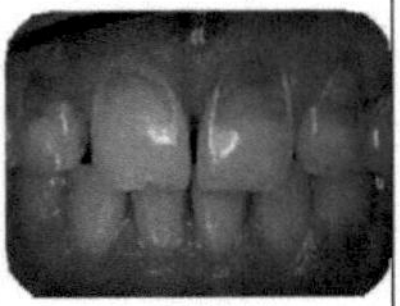	▪ Chemical degradation of the mineralized tissues of the tooth. ▪ Symptoms: Hypersensitivity of the dentin and it continues as long as the acid effect continues due to a lack of obturation of the tubules. ▪ The hypersensitivity will be reduced when tertiary dentin forms on the tubules affected by the erosion and in that way, it blocks off the tubules from the oral environment
Abfraction 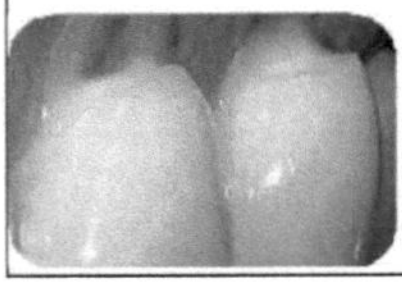	▪ Abnormal bending of teeth during function. ▪ It disturbs the enamel prisms over time leading to disruption and localized cracking of the enamel. It may result in exposing the dentin

Gestão da hipersensibilidade dentinária

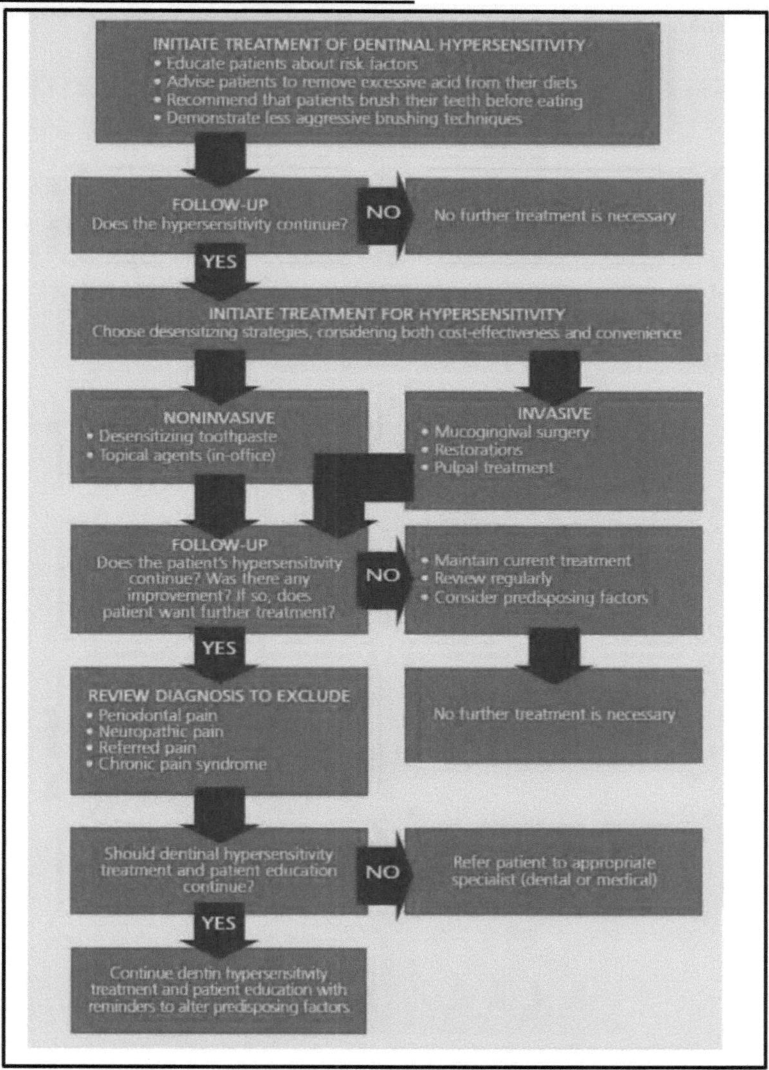

Fluxograma para o tratamento da hipersensibilidade dentinária

Resumo de estudos relacionados com a gestão da hipersensibilidade dentinária

Author	Year	Materials used	Results
Gerschman J A et al	**1994**	Low level laser therapy (GaAlAs laser)	**GaAlAs** laser is an effective method for the treatment of both thermal and tactile dentinal hypersensitivity
Nascimento M M et al	**2016**	GLUMA (Heraeus Kulzer GmbH, Hanau, Germany)	Hydroxyethyl methacrylate will blocks the tubules and glutaraldehyde that causes the coagulation of plasma proteins of the dentinal fluid, thus resulting in a decrease of permeability.
Zoi V et al	**2017**	Ozone therapy	Long term success in occluding the dentinal tubules
da cruz et al	**2017**	Novel Bioactive Glass- Based Toothpastes	Reduced dentinal permeability.
Srinivasan S Raj and Amaechi B T	**2019**	Ozone oil and fluoride dentifrice	A paradigm shift in dental therapy enhances tubular occlusion of dentin compared to a combination with oxalates and it can be considered an effective adjunct in Reducing hypersensitivity.

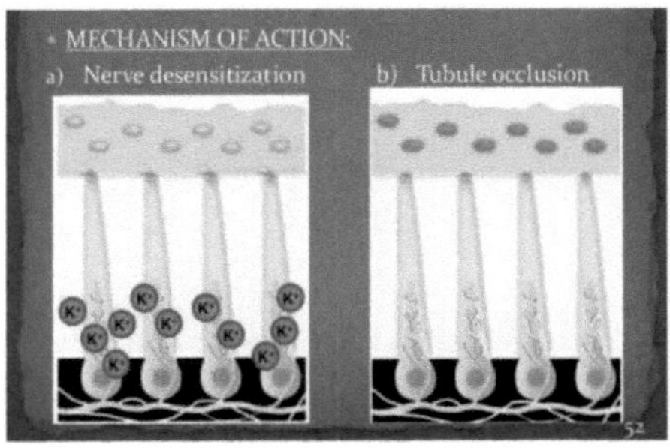

GESTÃO DE LESÕES CERVICAIS NÃO CARIOSAS

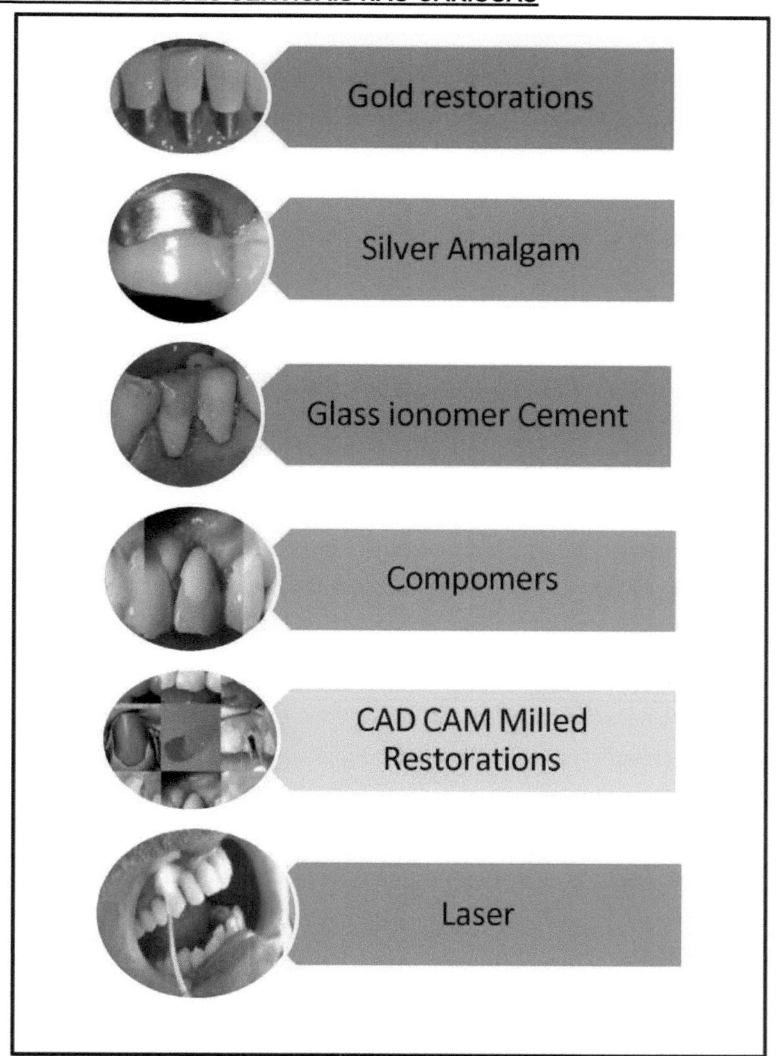

Opções disponíveis para a gestão dos NCCL

Inicialmente, o ouro para obturação direta era o material de eleição para a abrasão cervical, mas carece de resistência à fratura. Assim, surgiram as restaurações de amálgama com maior resistência à fratura. A estética era a principal preocupação. Surgiram o ionómero de vidro, os compómeros, o CAD CAM e, agora, como parte da invasão mínima, o LASER também tem sido utilizado para tratar lesões cervicais não cariosas.

Reacções biológicas a materiais de restauração

- As técnicas que envolvem preparações cavitárias sob abundante pulverização de água, por si só, podem ser controladas e presume-se que não causam alterações. Formação de material cristalino intratubular após a aplicação de hidróxido de cálcio na dentina em preparos cavitários. As deposições de cristais resultam num aumento da dureza e da radiopacidade da dentina. A permeabilidade também é reduzida
- A formação de matriz intratubular resulta em hipermineralização localizada da dentina afetada após a aplicação de uma pasta corticosteroide-antibiótica na dentina em preparações cavitárias.
- Estas respostas dos tecidos estão sob o controlo dos odontoblastos.
- Esta mineralização única ocorre num período de 30-40 dias nos dentes humanos e resulta numa obturação dos túbulos semelhante à observada numa alteração de idade. Afectará a permeabilidade da dentina afetada.

Cáries dentárias

- A cárie aguda da dentina é desmineralizada e macia, a cor é amarela ou amarela/laranja e tem um aspeto húmido.
- A cárie de dentina presa é dura a moderadamente mole; é de cor castanha escura e tem um aspeto seco.
- As alterações teciduais na dentina variam acentuadamente entre cáries agudas e presas.

- Oclusão dos túbulos por depósitos minerais perto de cáries em progressão, resultando numa "zona transparente" subjacente à dentina cariada desmineralizada. Esta zona é hipermineralizada devido aos sais minerais que ocluem os túbulos.
- Estes depósitos têm uma estrutura cristalina.

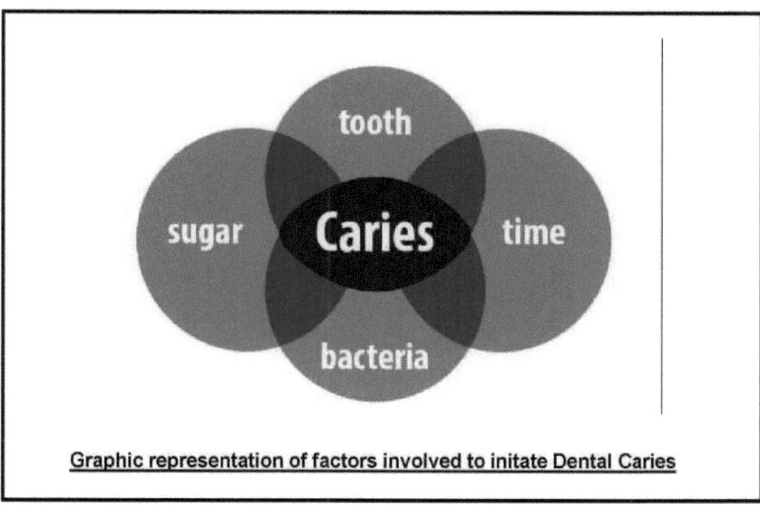

Graphic representation of factors involved to initate Dental Caries

Fosfatos de cálcio presentes em cáries de progressão lenta:

- Cristais em forma de agulha e romboédricos
- Cristais de hidroxiapatite e whitlockite
- A maioria destes minerais perde-se à medida que a cárie progride, mas se a progressão for lenta, alguns sais minerais são precipitados como cristais intratubulares.
- Esta recristalização resulta na "zona transparente de cárie" que pode ser observada como uma área altamente mineralizada subjacente à parte desmineralizada da lesão em microradiografias e, por vezes, em radiografias clínicas.

Importância da oclusão dos túbulos

- Mecanismo de defesa de tipo físico-químico que reduz acentuadamente a permeabilidade da dentina afetada.

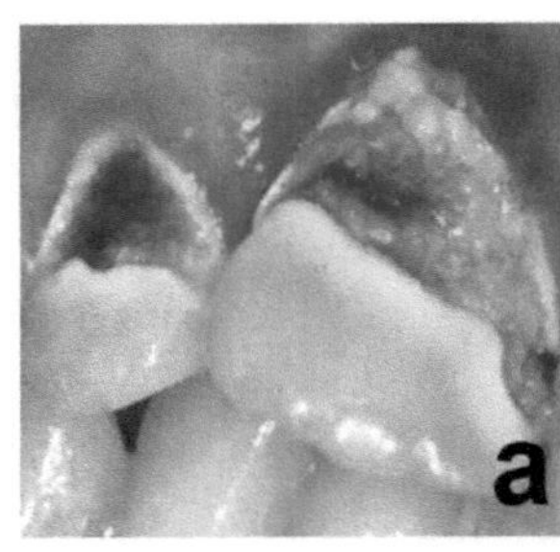

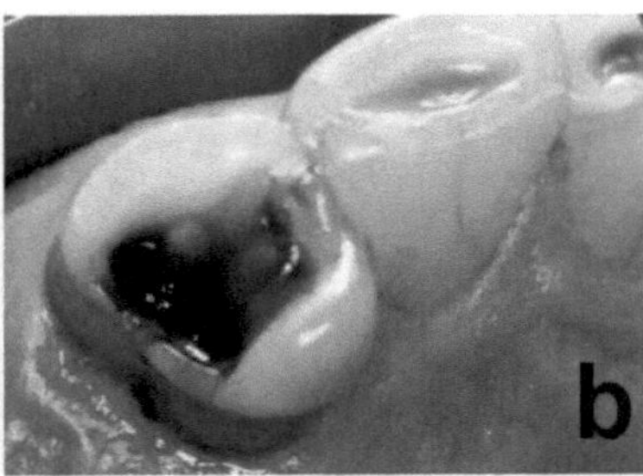

a. Clinical illustration of active caries lesion. The lesions are soft, slightly discolored, wet looking, and covered by plaque.
b. Clinical illustration of arrested caries. The dentin is hard, darkly discolored, dry looking and plaque free.

Materiais de colagem para dentina

- A fina camada de colagénio exposta como resultado da desmineralização, impregnada por resina para formar uma camada híbrida.
- O enxaguamento após o condicionamento ácido deixará uma superfície de dentina sem camada de esfregaço ou tampões de esfregaço.
- A fina camada de colagénio exposta como resultado da desmineralização, impregnada por resina para formar uma camada híbrida.
- O enxaguamento após o condicionamento ácido deixará uma superfície de dentina sem camada de esfregaço ou tampões de esfregaço.
- A elevada pressão do fluido tecidular na polpa irá contrariar a penetração do monómero de resina na dentina, especialmente em dentes recém-

erupcionados com túbulos abertos. Formação de tags de resina em túbulos sem comunicação direta com a polpa.

- A pressão elevada do fluido tecidular intratubular não está presente nos trajectos mortos.

- Os tractos mortos na dentina são comuns onde se formou dentina terciária, *por exemplo,* lesões de cárie activas, ou em dentes de indivíduos onde os túbulos se tornaram mineralizados.

- Poucos túbulos estão presentes na dentina radicular A obturação do canal radicular utilizando técnicas adesivas depende da impregnação do colagénio exposto, formando uma camada híbrida. [10]

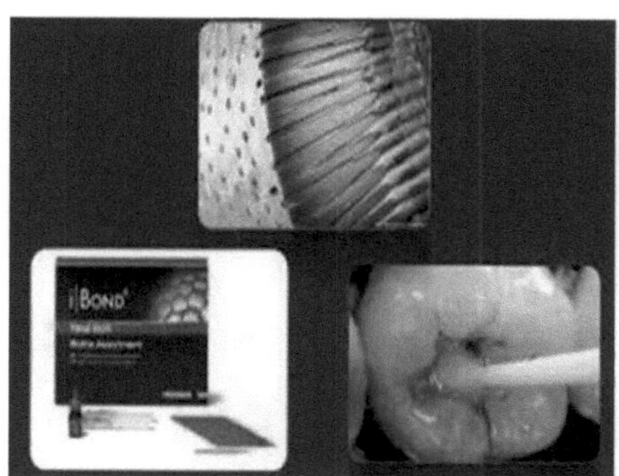

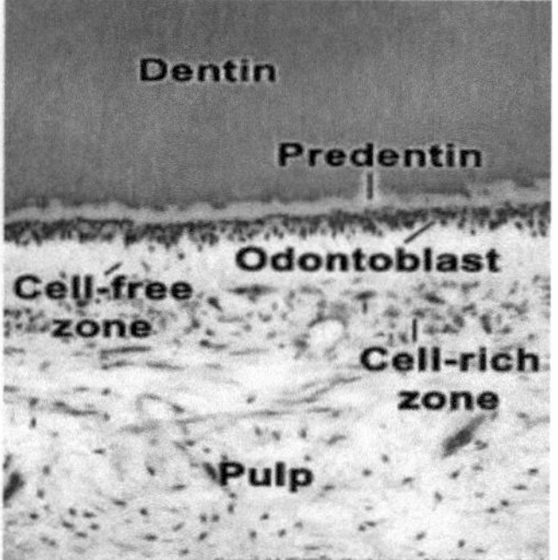

<u>Restringir a formação de uma camada híbrida clássica e reduzir a formação de etiquetas de resina</u>

Os materiais adesivos autocondicionantes funcionam da mesma forma, uma vez que os componentes desmineralizados serão retidos pelo material.

Redução da permeabilidade da dentina por meios físico-químicos

- Crescimento de cristais intratubulares a partir do mineral do fluido salivar ou dentinário

A remineralização dos fluidos orais do esmalte acidulado estendeu-se provavelmente à dentina exposta, sendo o resultado a soma dos episódios de desmineralização e remineralização. Quando os túbulos estão abertos, a pressão pulpar filtra lentamente o fluido pulpar/dentinário através dos túbulos para a boca.

- Johnson et al. demonstraram que isto poderia substituir completamente o conteúdo dos túbulos dentinários 10 vezes por dia. [11] O fluido dentinário tem uma composição de fluidos extracelulares de Na +, pobre em K, contém proteínas plasmáticas e está saturado no que respeita a cálcio e fosfato. [12]

- As reacções físico-químicas normais ocorrerão dentro dos túbulos, ao longo de dias ou semanas, os sais de fosfato de cálcio serão depositados dentro dos limites da dentina peritubular. Isto levaria à mineralização concêntrica da dentina peritubular, diminuindo assim o diâmetro tubular, ou à precipitação de uma variedade de sais de fosfato de cálcio como cristais intratubulares separados.
- Aumento da permeabilidade das proteínas plasmáticas, diminuição da permeabilidade da dentina.

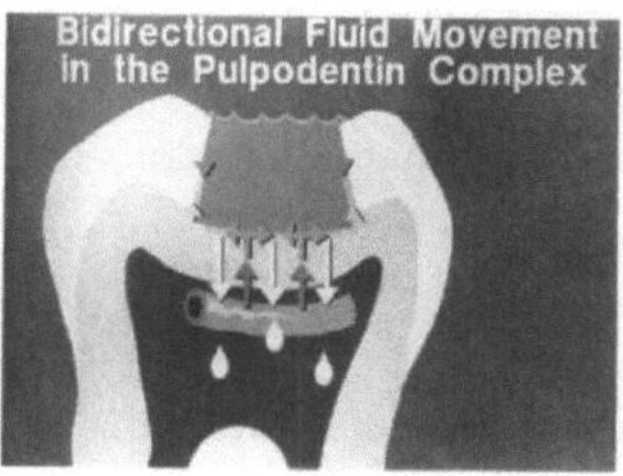

Schematic of a leaking restoration which permits leakage of bacterial products from the surface of the tooth through the dentinal tubules to the pulp and they produce an inflammatory response.

<u>Adsorção de proteínas plasmáticas nas superfícies internas dos túbulos dentinários</u>

- Pashley et al. relataram que o fluido dentinário normal continha cerca de um quinto da quantidade de proteínas do plasma, e que aumentava após a administração de histamina, indicando que os capilares pulpares aumentavam a sua fuga de proteínas plasmáticas. [13]

O fibrinogénio (grandes proteínas plasmáticas) pode produzir grandes reduções na permeabilidade da dentina

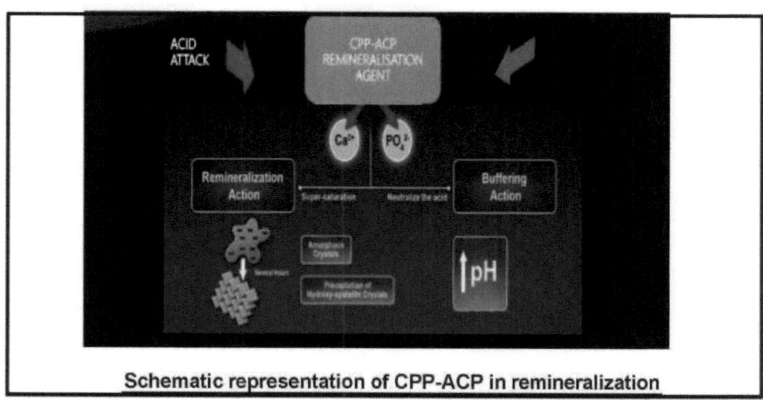

Schematic representation of CPP-ACP in remineralization

Formação de smear layer na superfície dentinária exposta

Johnson e Brannstrom mostraram que a remoção da smear layer aumentava os relatos clínicos de sensibilidade em pacientes não anestesiados[14]. [14] A remoção da smear layer aumenta a permeabilidade da dentina em 5 a 10 vezes. [15,16]

Diminuição da sensibilidade da dentina através da reoclusão dos túbulos dentinários com uma smear layer. A criação de uma smear layer em superfícies de dentina sensíveis num doente não anestesiado seria uma experiência dolorosa.

Isto pode ser conseguido, pelo menos em parte, fazendo com que o doente pola a superfície sensível com um palito, Stim-U- Dent, ou utilizando um dentífrico com abrasivo. [17]

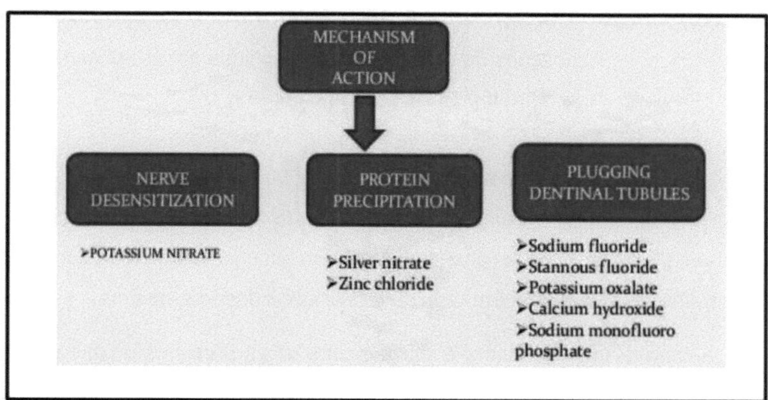

Figura: Mecanismo de ação de diferentes agentes dessensibilizantes

Abordagens terapêuticas para a oclusão dos túbulos

- Aplicações de resinas não preenchidas em áreas sensíveis
- Aplicação tópica de sais de oxalato
- Aplicação de cristais de oxalato de cálcio

O brunimento da dentina a seco, com um pau de laranjeira, reduziu a permeabilidade da dentina em 70% e o brunimento apenas com glicerina, caulino em glicerina, NaF em glicerina, NaCl em glicerina ou a pasta completa (NaF/caulino/glicerina) também reduziu a permeabilidade da dentina.

Assim, a variável importante era o ato de polir e não a presença ou ausência de um ingrediente específico[18].

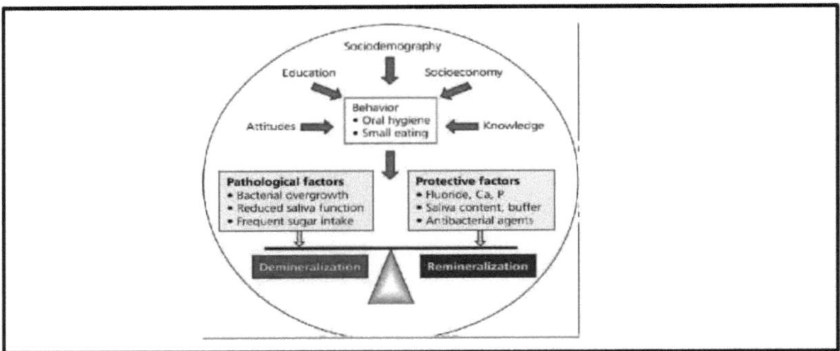

Figura: Representação esquemática do equilíbrio entre desmineralização e remineralização

Hiatt e Johansen relataram que os pacientes que apresentavam superfícies radiculares hipersensíveis foram submetidos a um polimento das suas superfícies dentinárias sensíveis com pó de fosfato de cálcio dibásico.

Isto acabou por produzir uma superfície radicular altamente polida que era clinicamente insensível e microscopicamente revelou túbulos que estavam ocluídos perto da superfície com depósitos minerais. Mais perto da polpa, os túbulos estavam patentes.

Não importa, funcionalmente,

- Se os túbulos se ocluem com o mineral salivar
- Mineral do fluido dentinário

- Sais minerais aplicados de forma exógena
- Camada de esfregaço. O resultado é o mesmo[19].

Variables	Dentin Permeability (%)
Acid etched	100 (28)
3% Oxalic acid	4.3 ± 6.4 (4)
Burnished, dry	19.9 ± 3.2 (4)
Burnished, glycerin	31.4 ± 7.7 (4)
NaF in glycerin	32.7 ± 6.8 (4)
NaCl in glycerin	36.3 ± 6.9 (3)
NaF/kaolin/glycerin	46.0 ± 8.9 (4)
Kaolin in glycerin	46.8 ± 4.6 (5)

Effects of desensitizing treatments on dentin permeability

Agents	% of Control	
	In Vivo	In Vitro
5% KNO_3	99.2 ± 2.7 (5)	99.9 ± 3.6 (6)†
10% $SrCl_2$	97.4 ± 1.9 (5)	94.8 ± 2.7 (5)†
2% NaF	80.8 ± 2.3 (5)	82.8 ± 2.6 (3)‡
2% NaF + $CaCl_2$	68.7 ± 6.7 (10)	61.0 ± 2.0 (3)‡
$AgNO_3 + e^-$	33.7 ± 4.5 (10)	40.8 ± 2.2 (5)‡
3% KH oxalate	8.3 ± 2.9 (7)	4.3 ± 6.4 (7)†
30% K_2 oxalate	12.8 ± 5.3 (10)	1.6 ± 0.4 (5)‡
30% + 3% oxalate	7.7 ± 1.9 (6)	

* Agents connected by vertical lines are statistically significantly different from pretreatment, KNO_3, or $SrCl_2$ treatment at p < 0 5 level, but are not statistically different from one another

Comparação da eficácia de substâncias dessensibilizantes na redução da permeabilidade da dentina

Dessensibilização por oclusão dos túbulos

- Formação de cristais intratubulares a partir de minerais salivares
- Formação de cristais intratubulares a partir do fluido dentinário
- Formação progressiva de dentina peritubular
- Invasão dos túbulos por bactérias
- Formação de "cristais de cárie"
- Formação de tampões de colagénio intratubulares
- Fuga de grandes proteínas plasmáticas para os túbulos
- Formação de dentina de irritação
- Formação de camadas de esfregaço por escovagem, palito de dentes
- Impregnação ou revestimento com resina
- Aplicação tópica de Ca(OH)2, NaF,Oxalatos

A aplicação tópica de sais solúveis que reagem com os constituintes do dente para formar cristais insolúveis suficientemente pequenos para entrar nos túbulos dentinários é quase indolor.

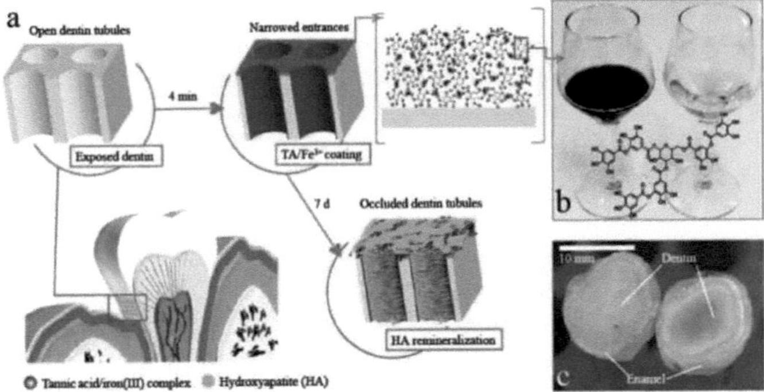

Efeitos dos agentes remineralizadores na permeabilidade da dentina

- O fluoreto de sódio (1,23% F), aplicado num gel neutro ou ácido, actua formando

cristais insolúveis de CaF2 com tamanho de cristal de 2 a 4 mm, portanto, não diminui a permeabilidade da dentina, após uma única aplicação, assim como outros cristais maiores (grãos de prata metálica, oxalato de cálcio di-hidratado, etc.).

- O $AgNO_3$ e os sais de oxalato ocluíram os túbulos dentinários (cristais mais pequenos do que os túbulos dentinários, isto é, 1 a 2 minutos). Embora não seja prático em termos clínicos porque torna os dentes tratados em vários tons de cinzento e também se verificou que o KNO_3 é ineficaz na oclusão dos túbulos dentinários, vários relatórios publicados documentaram a eficácia do KNO_3 como agente dessensibilizante. Se for clinicamente eficaz, mas não atuar através da oclusão dos túbulos, isso sugere que existe mais do que um mecanismo de dessensibilização da dentina.[21-2 5]

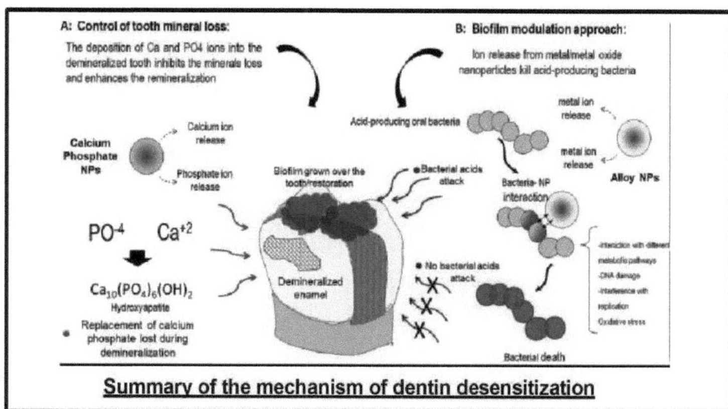

Summary of the mechanism of dentin desensitization

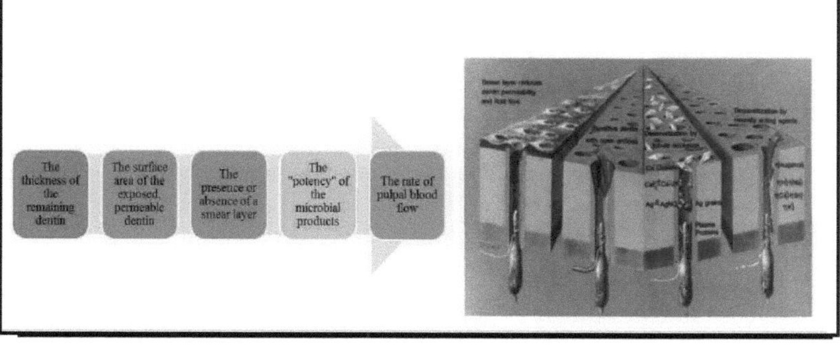

Factores que afectam os produtos microbianos que permeiam a polpa

Os efeitos da permeabilidade da dentina na dentisteria de restauração

- Efeitos da espessura da dentina na permeabilidade
- Diferenças regionais de permeabilidade
- Restauração do selamento da dentina periférica
- Restauração do selamento da dentina interna
- Citotoxicidade dos materiais dentários
- Problemas associados ao selamento da dentina com resinas
- Problemas associados ao selamento de formas anormais de dentina
- Permeabilidade intertubular versus permeabilidade tubular
- Nanoleakage

A dentina actua como uma barreira porosa

Os túbulos dentinários têm 1 mm de diâmetro mas cerca de 3 mm (ou 3000 nm) de comprimento. Estas longas distâncias de difusão dissipam a concentração de materiais nocivos 100 a 1000 vezes, pelo que, quando chegam à polpa, as suas concentrações são frequentemente muito baixas.

Prevenção do início de

- Reacções inflamatórias a produtos bacterianos
- Anestésicos locais
- Factores de crescimento
- Agentes terapêuticos não atingem concentrações pulpares terapêuticas

À medida que a dentina se torna mais fina devido à preparação da cavidade ou à abrasão, estas distâncias de difusão são encurtadas e a dentina torna-se mais permeável.[26-2 8]

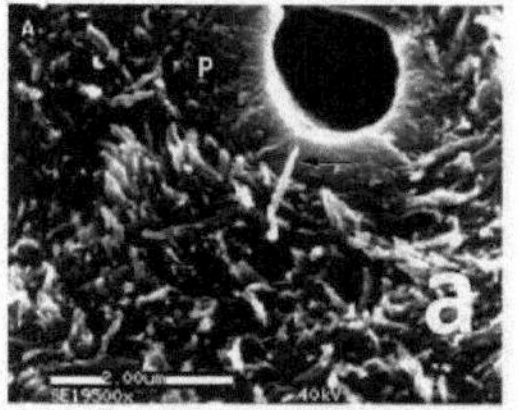

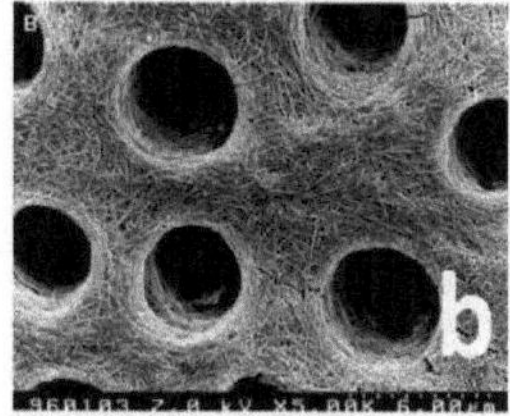

SEM Images of fractured mineralized dentin (A) and dentin following acid etching to expose the underlying collagen fibrils of the matrix (B).

Efeitos da espessura da dentina na permeabilidade

- A resistência pulpar (odontoblastos) representa aproximadamente 7,5%.
- A resistência intratubular (fibras de colagénio e constrições minerais) representou 6%.
- A dentina condicionada com ácido não tem resistência de superfície.

As resistências intratubulares e pulpares podem aumentar devido à formação de mineral intratubular ou de nova dentina. Em cavidades profundas (i.e., pequenas espessuras de dentina remanescente), os túbulos curtos oferecem ainda menos resistência intratubular ao fluxo de fluido. Isto aumenta o potencial de sensibilidade da dentina e a necessidade de selar a dentina fina com resina adesiva. À medida que a dentina se torna mais fina, a resistência da superfície, quer devido a smear plugs ou tags de resina, domina. .[29-31]

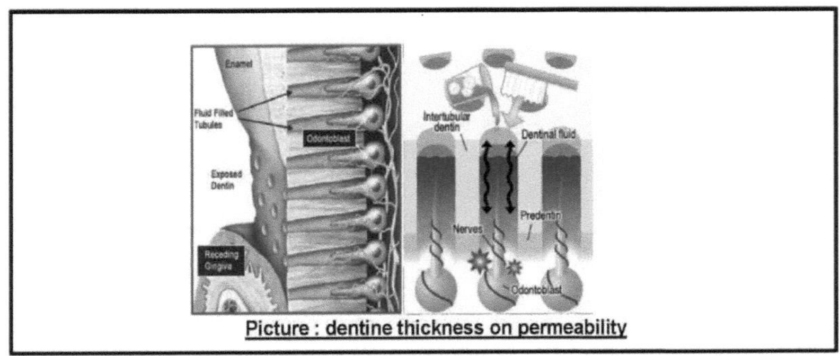

Picture : dentine thickness on permeability

Diferenças regionais de permeabilidade

A permeabilidade da dentina não é uniforme em todos os dentes, porque o número de túbulos/mm^2 não é uniforme.

- A dentina sob a DEJ tem aproximadamente 1500 a 1900 túbulos/mm2, com 0,8 mm de diâmetro
- A dentina perto da polpa tem aproximadamente 4500 túbulos/mm^{2,} 2,5mm de diâmetro.

A área ocupada pelos túbulos cheios de água

- O teor de água da dentina superficial é de apenas 1 %
- O teor de água próximo da polpa é de 22%

A preparação do espaço posterior é efectuada na dentina mais profunda. Nesta dentina não vital, o conteúdo de água da dentina pode ser controlado, enquanto que na dentina hipercondutora vital profunda, é difícil controlar a infiltração externa de fluido dentinário que, por vezes, interfere com a ligação da resina[32-35].

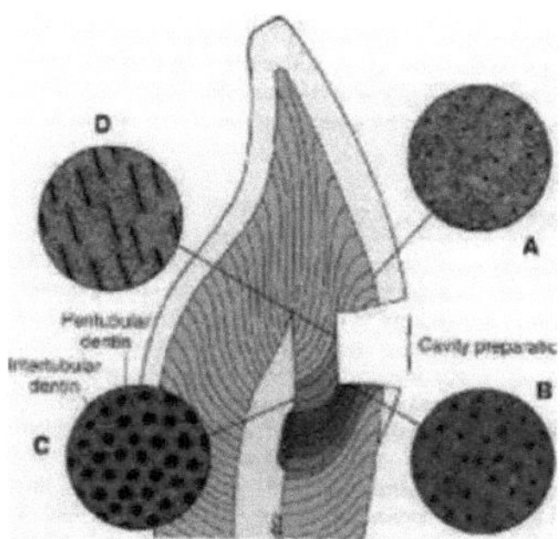

A dentina perto dos cornos pulpares é mais permeável do que a dentina mais afastada, porque a densidade e o diâmetro dos túbulos são mais elevados perto dos cornos pulpares. A dentina axial é mais permeável do que o assoalho pulpar das cavidades de classe II. A dentina radicular é menos permeável do que a dentina coronal porque há menos túbulos por milímetro quadrado.

Menos túbulos/mm^2 na dentina superficial

(A) do que na dentina profunda (B), e ainda menos túbulos por unidade de área na dentina radicular. Tanto o conteúdo de água como a permeabilidade da dentina acompanham o tamanho e o número de túbulos.

Dentina superficial ou profunda condicionada com ácido que foi infiltrada com resina para formar uma camada híbrida.

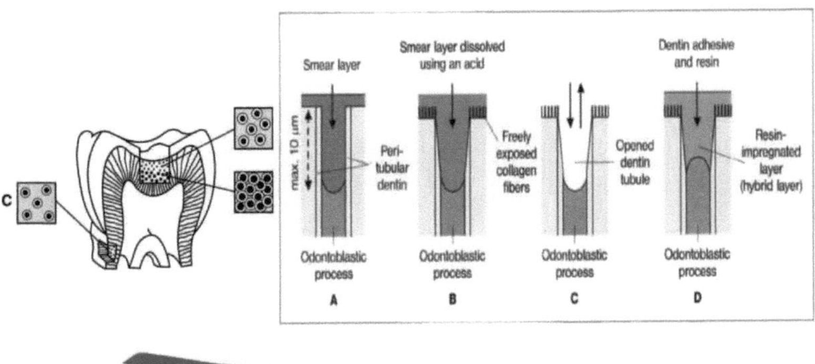

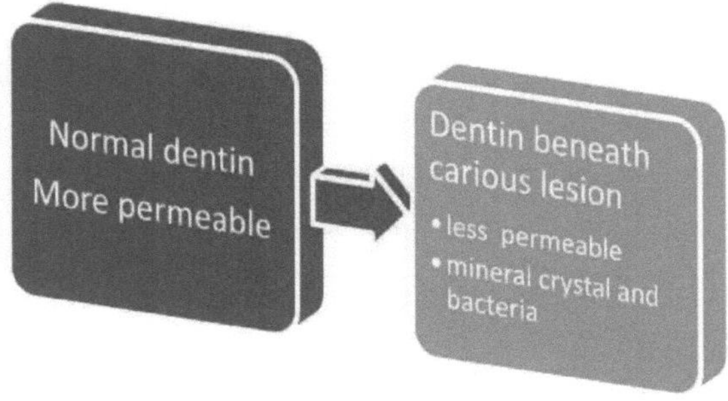

Abnormal forms of dentin offer so much resistance to fluid movement that they are insensitive to masticatory, thermal, and osmotic stimuli.

Local anesthetics containing vasoconstrictors causes intense pulpal vasoconstriction

Pulpal tissue pressure falls to zero and there is no further outward fluid flow

Absence of vasoconstriction, dentinal fluid seeps across dentin but is lost by evaporation so that it never accumulates

Vários investigadores mostraram que este fluido dentinário pode acumular-se sob o material de impressão antes de este assentar, criando bolhas microscópicas como estruturas chamadas "hotdogs"[36-38].

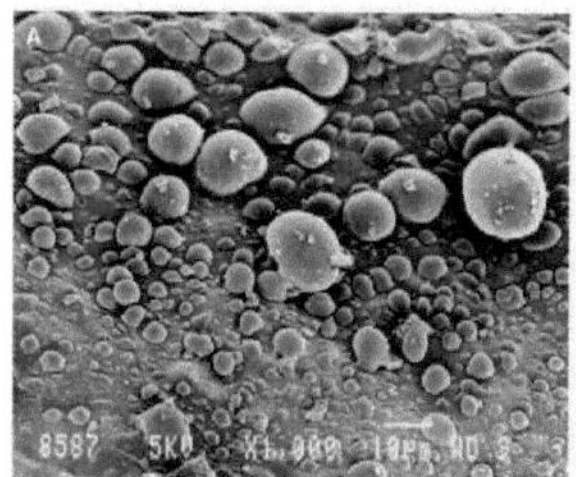

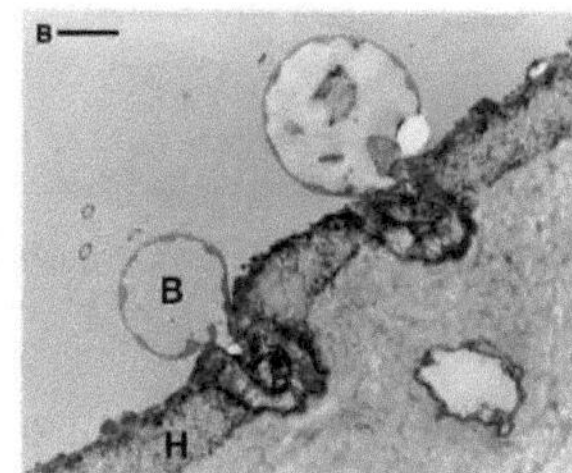

a. Scanning electron micrograph of surface of impression made of the pulpal floor of a freshly prepared deep cavity made *in vivo* without the use of vasoconstrictor in the local anesthetic. The bubble-like structures represent dentinal fluid that accumulated on the surface during the setting time of the impression material.

b. Transmission electron micrograph of dentin bonded *in vivo* under local anesthesia without vasoconstrictor. Dentinal fluid accumulated in the self-curing adhesive layer as small blister-like (B) structures that prevented resin tag information in the tubules as they passed though the hybrid (H)layer.

Restauração do selamento da dentina periférica

A restauração deve ser efectuada imediatamente após a conclusão das preparações da cavidade ou da coroa, antes de serem tiradas quaisquer impressões ou de serem colocados materiais provisórios.

O material de vedação ideal é uma resina adesiva.

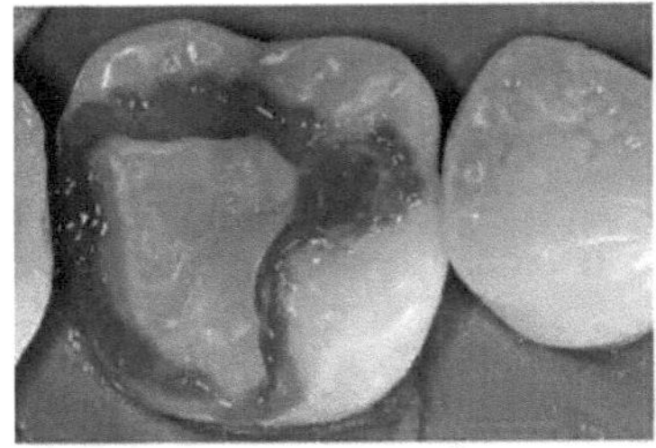

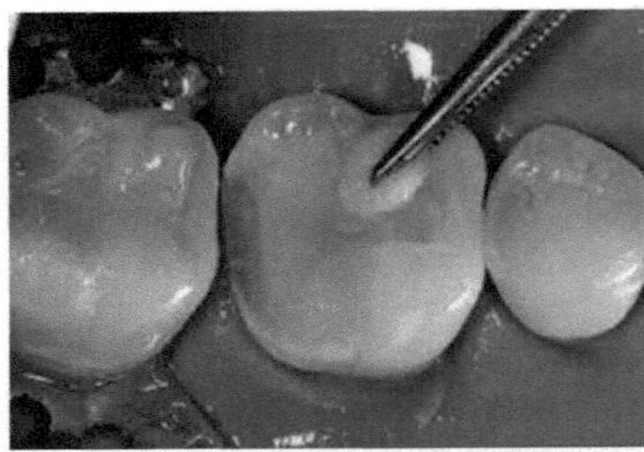

Available Choice of Materials for sealing dentin

Multiple-step (i.e., separate acid etch, rinse, prime, or one-bottle adhesive).

b) Two-step (i.e., self-etching primer and adhesive).

c) All-in-one adhesive.

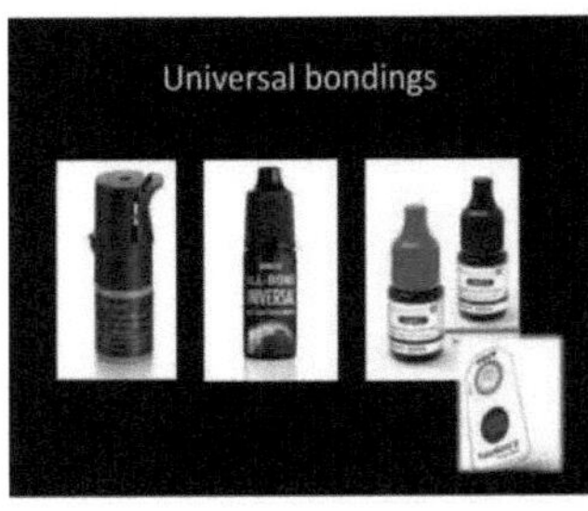

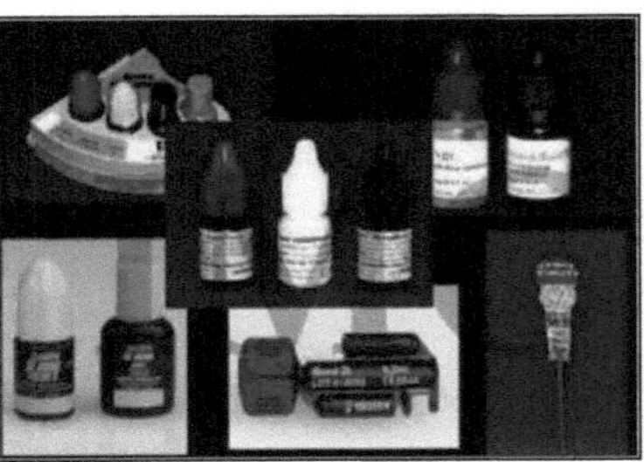

Estes sistemas foram concebidos para serem utilizados em smear layers, e muitas vezes deixam material residual de smear plug hibridizado por resina nos túbulos, impedindo assim a diluição dos monómeros pelo fluido dentinário sob uma pressão pulpar simulada[39-40]. Os ionómeros de vidro e os sistemas de primários autocondicionantes não requerem um passo de condicionamento separado e são insensíveis à presença ou ausência de pressão pulpar. O adesivo ideal é aquele que se liga sequencialmente bem à dentina superficial ou profunda na presença ou ausência de pressão pulpar.

Restauração do selamento da dentina interna

O selo de tecido duro formado na periferia da dentina e o selo de tecido mole na junção polpa-predentina. Os odontoblastos adjacentes são unidos por complexos juncionais que incluem junções gap apertadas, semelhantes a desmossomas.

Não há formação de arranjos clássicos de complexos juncionais nos epitélios. As junções comunicantes contêm conexinas para permitir a comunicação intercelular e a camada de odontoblastos segrega uma matriz colagénica e mineraliza-a de forma assincronizada. [41,42]

Os complexos juncionais entre os odontoblastos servem de barreira ao lantânio ou à peroxidase de rábano. [43,44]

Os corpos celulares, barreira funcional entre os segmentos distais dos odontoblastos pulpares, impedem a passagem de macromoléculas da polpa para a pré-dentina e a dentina. A barreira é perturbada após procedimentos restauradores de rotina que removem a vedação periférica de tecido duro da dentina. [45,46]

Esta perturbação permite um rápido movimento para fora do fluido pulpar/dentinário contendo proteínas plasmáticas que são responsáveis por reduções subseqüentes na permeabilidade da dentina. Após a formação da dentina terciária, acredita-se que esta barreira de tecido mole seja restaurada[47-49].

Citotoxicidade dos materiais dentários

As resinas adesivas são citotóxicas, as resinas lixiviam monómeros não polimerizados que permeiam através da dentina para chegar à polpa se o monómero for solúvel em água, porque os túbulos estão cheios de água.

Teste de citotoxicidade de materiais dentários

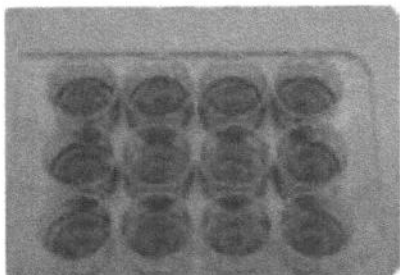

Hanks et al. demonstraram que os monómeros adesivos, como os bisfenil-O metacrilato de a-glicidilo (Bis-GMA) e o dimetacrilato de uretano não são suficientemente solúveis em água para atingir uma concentração citotóxica, a menos que sejam colocados diretamente sobre a polpa, onde a sua ação citotóxica se deve à sua solubilidade lipídica nas membranas celulares[47,48].

BisGMA

O metacrilato de hidroxietilo (HEMA) e outros monómeros solúveis em água atingem concentrações muito mais elevadas no fluido dentinário e podem ser citotóxicos, dependendo da espessura da dentina remanescente[49,50].

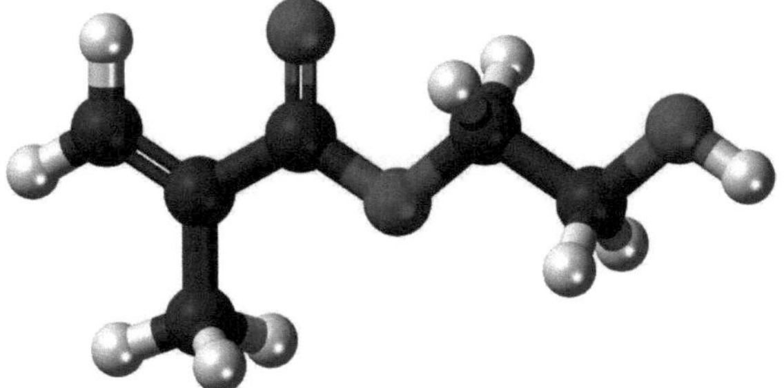

<u>HEMA</u>

Algumas colas tudo-em-um contêm concentrações elevadas de derivados hidrofílicos do ácido carboxílico e fosfórico do metacrilato que também podem ser citotóxicos devido à sua solubilidade em água relativamente elevada e ao teor de HEMA[51,52].

Dimetacrilato de uretano

Os estudos de citotoxicidade in vitro mostraram que a toxicidade dos materiais, porque as células são expostas a concentrações relativamente elevadas de monómeros que permanecem constantes. Ir vivo, os monómeros difundem-se na dentina como um impulso de concentração e começam a difundir-se no fluido dentinário durante 20 a 30 segundos (como recomendado pelo fabricante)[53].

O fluxo sanguíneo pulpar é eficiente na eliminação ou remoção de substâncias exógenas que se difundem através da dentina para atingir os tecidos moles pulpares, pelo que é improvável que os odontoblastos e as células mesenquimatosas próximas sejam expostos a elevadas concentrações de monómeros adesivos durante longos períodos.

Bergen-holtz demonstrou que os monómeros de resina são conhecidos por alterarem a resposta imunitária da polpa, no entanto, podem sensibilizar as células pulpares, tornando-as mais vulneráveis a insultos adicionais[54].

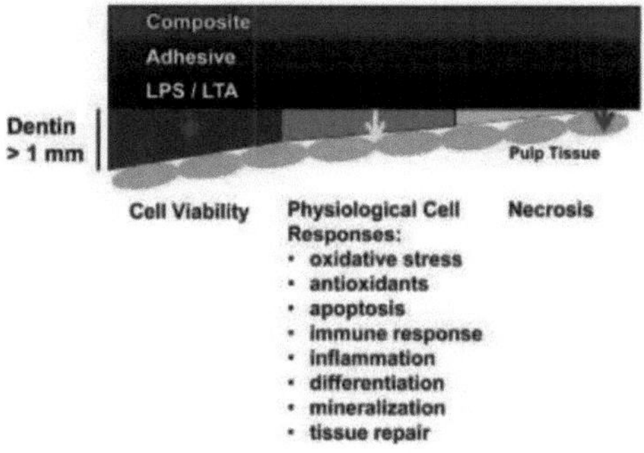

Os sistemas à base de acetona aplicados à dentina profunda ao vivo, algumas resinas formaram glóbulos de resina microscópicos à medida que a acetona se difundiu na água do túbulo dentinário, chegando depois à câmara pulpar[55].

Algumas etiquetas de resina parecem formar-se pela coalescência de glóbulos submicrónicos e contribuem para a resistência da ligação da resina.

A força de ligação da resina depende de Estas etiquetas também podem selar os túbulos e diminuir consideravelmente a sua permeabilidade[56].

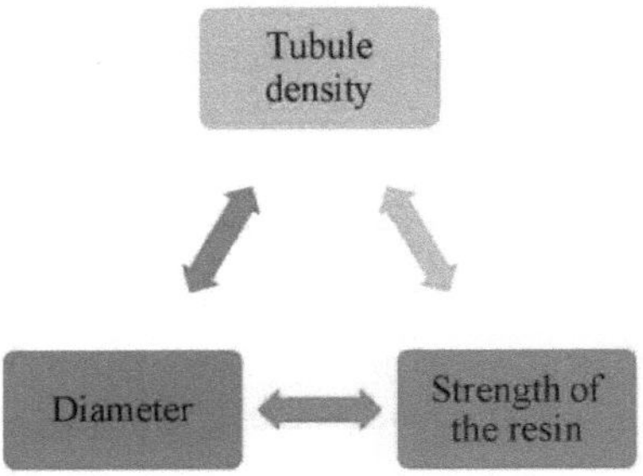

Problemas associados ao selamento da dentina com resinas

Devido à aplicação não uniforme de tensões, desenvolvem-se concentrações locais de tensões superiores a 80 a 100 megapascal (MPa) que abrem fissuras na dentina a alguma distância da interface colada[57]. Esta falha catastrófica é muitas vezes mal interpretada[58].

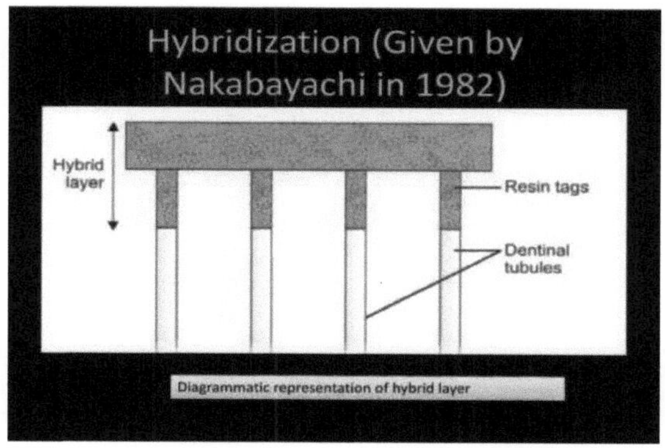

Embora a ligação resina-dentina não se tenha rompido, os investigadores dividem a carga na falha pela área de superfície da ligação e obtêm uma "força de ligação" aparente de 20 a 25 MPa. Eles interpretam este resultado como indicando que esta "força de ligação" de 25 MPa é mais forte do que a força coesiva da dentina, o que não é verdade porque a força coesiva da dentina varia de 50 a 100 MPa[59].

Para evitar tensões não uniformes, os autores desenvolveram o teste de ligação por microtensão[60-62]. Utilizando este teste, as falhas são quase sempre adesivas ou mistas e envolvem coesivas na dentina quando a secção transversal é de aproximadamente 1 mm .[2]

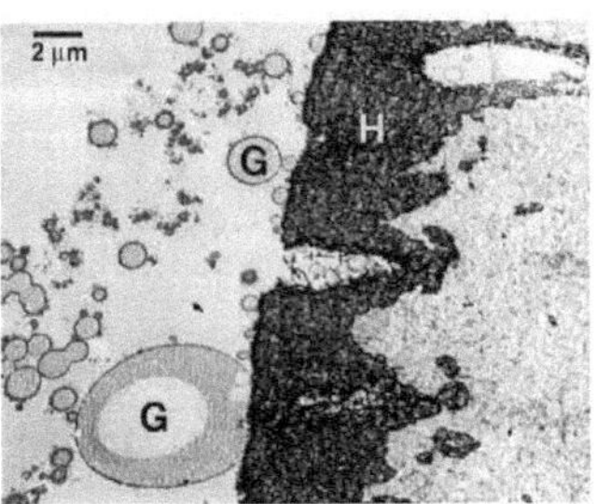

Transmission electron micrograph of Prime & Bond applied to over-wet dentin, causing phase separations of the adhesive into electron dense resin globules (G). Resin hybridized (H) the acid-etched dentin surface well, although many tubules remain open and permeable.

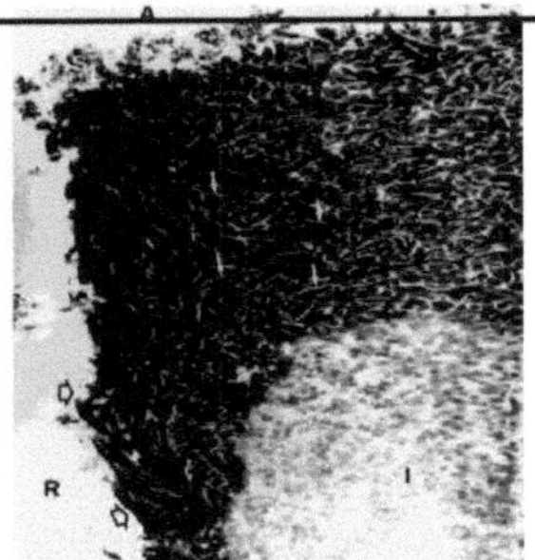

Transmission electron micrograph of one side of a hybridized resin (R) tag. For resin tags to seal tubules, the peritubular matrix must be removed to expose the surrounding intertubular dentin matrix.

Quando as resinas compostas são coladas a paredes opostas, a contração volumétrica cria tensões tão elevadas como 17 a 20 MPa nas paredes coladas em cavidades tipo caixa ou em espaços finos de paredes paralelas, tais como entre a dentina e as paredes de inlays ou coroas. A tensão de contração geometricamente determinada foi descrita como o *fator C* (fator de configuração) por Davidson et al. [63,64] As cavidades de classe I em forma de caixa em que as paredes têm dimensões iguais teriam um fator C de 5, enquanto que uma superfície plana teria um fator C de 1. Factores C elevados podem levar à descolagem de uma parede durante a fotopolimerização, o que pode levar à sensibilidade da dentina devido a deslocamentos de fluido através da dentina não selada.

Quanto mais baixo for o fator C, menos provável é que a retração da polimerização possa causar tensão na interface de ligação. Os estudos laboratoriais realizados com factores C de 1 tendem a sobrestimar o desempenho da ligação em comparação com preparações cavitárias complexas com factores C elevados[65,66].

Problemas associados ao selamento de formas anómalas de dentina

A desvantagem do sistema adesivo é a utilização exclusiva de dentina normal. Clinicamente, as ligações de resina devem ser efectuadas em preparações cavitárias complexas que contêm dentina esclerótica e normal[67].

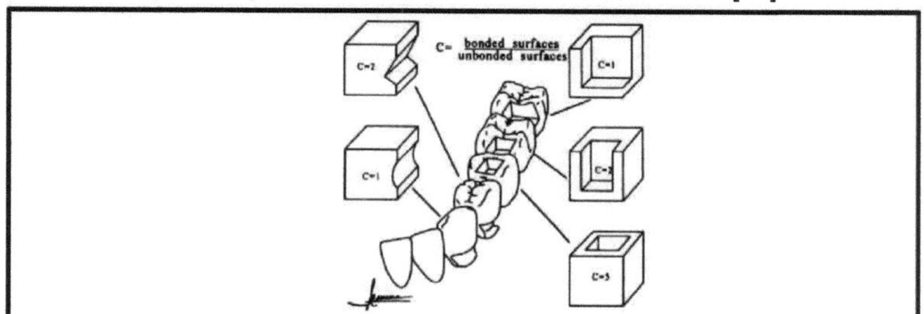

Schematic diagram of C-factor concept. The stress- generating potential is proportional to the bonded/unbonded surface area. The higher the C-factor the more the competition between the strength of the dentin bond and the forces of polymerization contraction, that can lead to debonding somewhere in the cavity.

Os túbulos dentinários na dentina esclerótica são ocluídos com cristais de whitlockite resistentes ao ácido. Se a resina não conseguir penetrar nos túbulos, a contribuição dos tags de resina para a resistência total da ligação perde-se, levando a resistências de ligação mais baixas na dentina média e profunda[67-69].

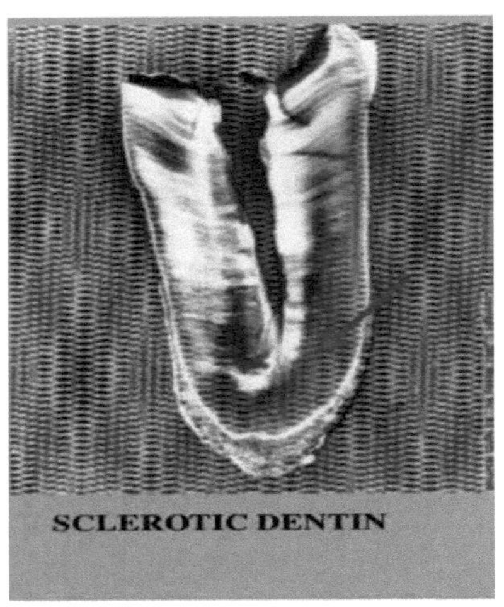

Podem ser obtidas elevadas resistências de união para a dentina esclerótica afetada por cáries utilizando sistemas totaletch, de frasco único, se for utilizada a técnica de união húmida. Existe a preocupação de que o mesmo mineral resistente ao ácido nos túbulos da dentina esclerótica também possa ser formado na dentina intertubular, tornando-a mais resistente aos condicionadores ácidos utilizados na odontologia adesiva[70,71].

Permeabilidade intertubular versus permeabilidade tubular

O uso do termo *permeabilidade dentinária* foi limitado à permeabilidade tubular ou permeabilidade transdentinária. Este termo é utilizado para expressar a difusão de substâncias através dos túbulos dentinários para a polpa. É também responsável pelo movimento de fluidos dentro dos túbulos e é responsável pela sensibilidade da dentina.

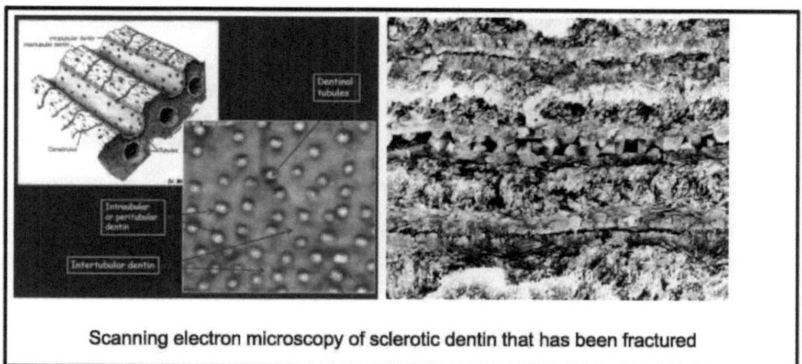

Scanning electron microscopy of sclerotic dentin that has been fractured

Existem três túbulos que atravessam horizontalmente a micrografia. Nos túbulos superior e inferior, a dentina peritubular tornou-se mais espessa, restringindo assim o tamanho do lúmen que quase desapareceu. No túbulo médio, a matriz de dentina peritubular era menos espessa, mas o lúmen ficou ocluído com grandes cristais romboédricos de whitlockite, um fosfato tricálcico contendo magnésio. Esta dentina é quase impermeável e insensível.

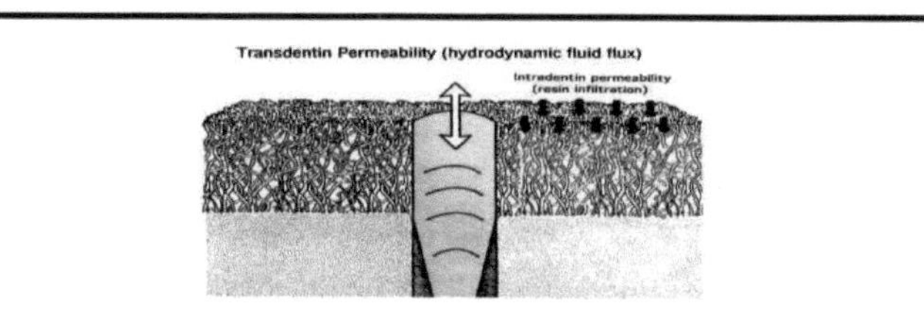

Schematic representation of acid-etched dentin showing the fibrillar nature of the intertubular matrix and a single-etched dentinal tubule. The large white arrow in the lumen designates transdentin or tubular dentin permeability. The black arrows indicate intradentin permeability that is important in resin infiltration of the matrix to create a hybrid layer. Resin flow into the lumen and its radial diffusion into the surrounding fibrils effectively seals the tubules.

A permeabilidade intradentinária* ou as *propriedades de permeabilidade da dentina intertubular.

- Difusão de monómeros adesivos na matriz dentinária entre os túbulos dentinários ou para a difusão de monómeros a partir dos lúmens dos túbulos gravados para o colagénio circundante para hibridizar os marcadores de resina nas paredes dos túbulos.

- Depende da criação de espaços entre as fibrilas de colagénio quando os cristalitos apatíticos são removidos por condicionadores ácidos. Se forem utilizados condicionadores ácidos separados, a fase mineral solubilizada da dentina é extraída pelo ácido e lavada com água, deixando as fibrilas de colagénio a flutuar na água.

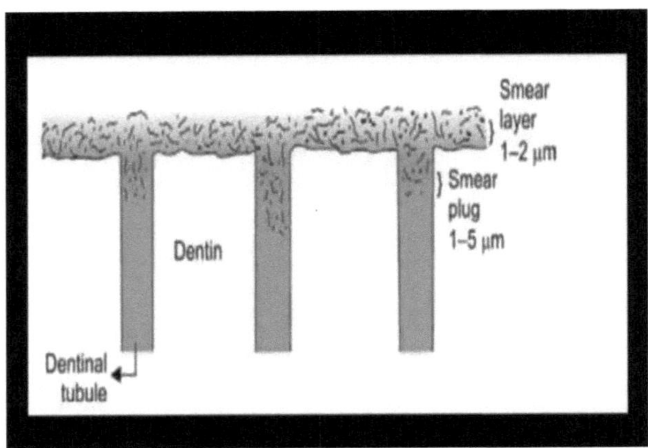

Camada de esfregaço

Muitos estudos demonstraram que a secagem ao ar de uma superfície deste tipo, durante apenas 5 segundos, provoca o seu colapso devido à perda de água entre as fibrilhas de colagénio, o que conduz a uma resistência de ligação muito inferior[73].

<u>Sistema adesivo</u>

Primário multiusos Scotch-bond (3M ESPE, St. Paul, MN)

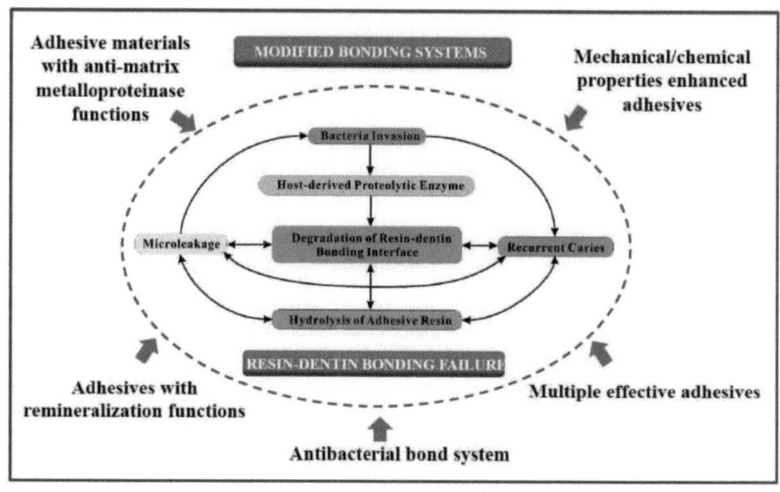

40% HEMA (molecular weight 130)

13% polyalkenoic acid (molecular weight 25,000 to 35,000)

Water

Quando este primário é aplicado à dentina condicionada com ácido, o HEMA difunde-se facilmente nos espaços interfibrilares, mas os polímeros maiores de ácido polialquenóico ficam na superfície porque são demasiado grandes para se difundirem nos espaços interfibrilares que têm apenas 20 nm de largura[74-76].

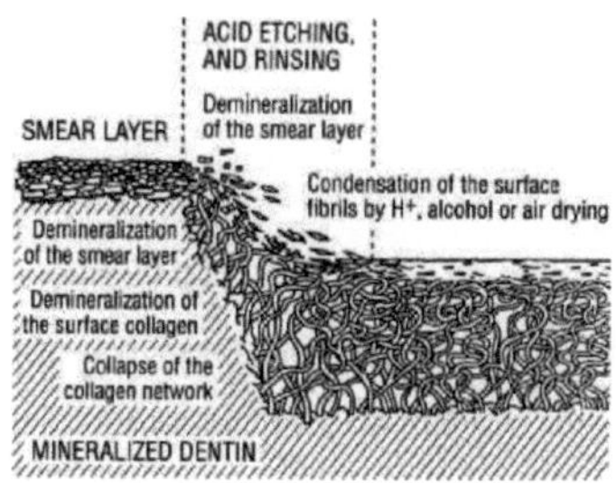

No painel do meio, a dentina foi condicionada com ácido para remover a camada de esfregaço e desmineralizar os 5 mm de dentina subjacentes para expor as fibrilhas de colagénio. Os ácidos, os solventes em alguns adesivos e uma breve secagem ao ar podem causar o colapso da rede fibrilar, diminuindo a sua porosidade para a absorção da resina.

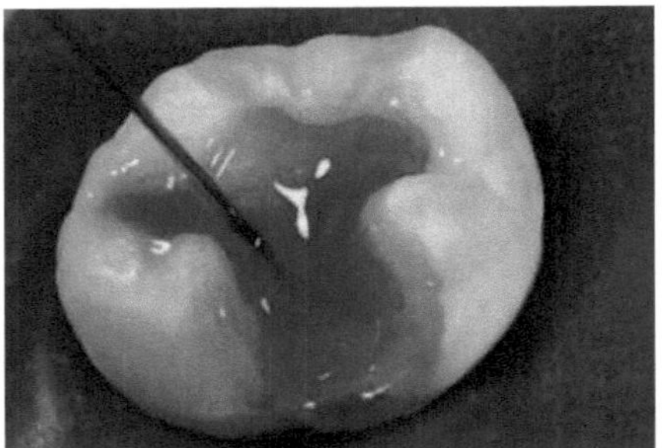

Gravura com ácido

A peneiração molecular semelhante ocorre com o metacrilato de metilo (peso molecular 100) e o metacrilato de poli-metilo (peso molecular 300.000). Não se sabe a quantidade de peneiração que pode ocorrer entre HEMA e Bis-GMA.

A composição da resina no fundo das camadas híbridas espessas é diferente da concentração aplicada, o que altera as propriedades mecânicas das camadas híbridas.

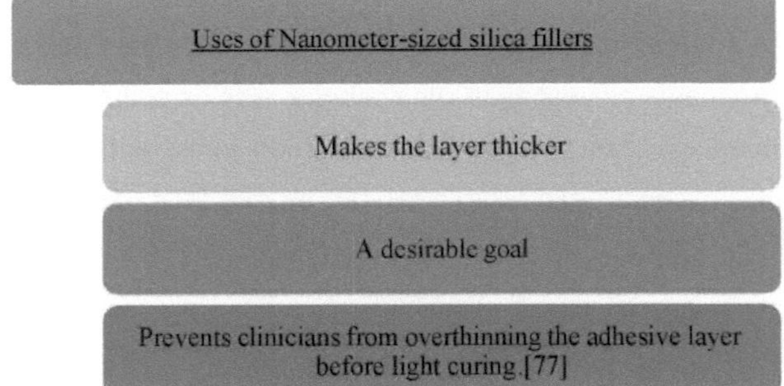

As partículas de sílica são nanoenchimentos que entram nos espaços interfibrilares da camada híbrida, reforçando assim o git; no entanto, Tay et al não conseguiram encontrar quaisquer partículas de sílica nos espaços interfibrilares das camadas híbridas[76].

A dentina húmida e bem infiltrada forma camadas híbridas espessas e tags de resina que são

hibridizados nas paredes dos túbulos. Se a dentina condicionada com ácido for seca em excesso antes da aplicação de um sistema adesivo, a matriz dentinária colapsa rapidamente.

Quando o adesivo sem água é adicionado à dentina seca, os monómeros têm dificuldade em difundir-se para a superfície da rede colapsada, mas podem difundir-se pelos túbulos para formar tags de resina[78].

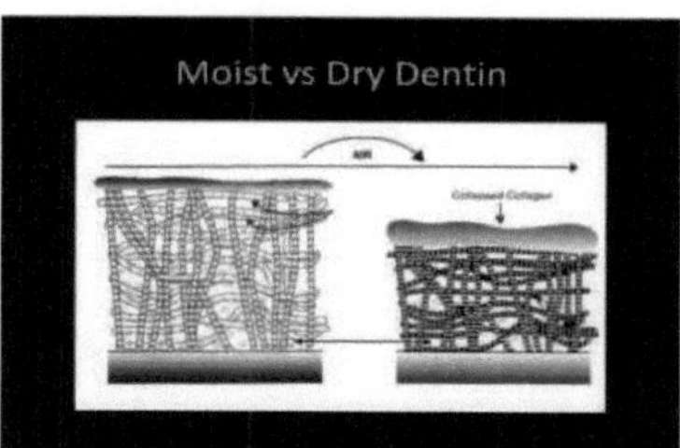

A ligação húmida produz resistências de ligação duas vezes mais elevadas do que a dentina colapsada seca ao ar. Se a dentina for condicionada mais profundamente do que pode ser infiltrada com resina, são criadas zonas de fibrilhas de colagénio nuas na metade inferior das camadas híbridas. Tais procedimentos resultam em menores resistências de ligação resina-dentina[79].

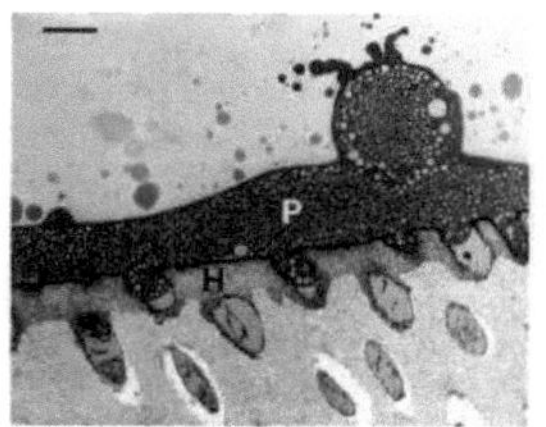

Micrografia TEM de Single Bond ligado a dentina visivelmente húmida e condicionada por ácido. A camada adesiva (P) é eletronicamente densa devido aos muitos grupos de ácido carboxílico no ácido poli-alquenóico que ligam os corantes de metais pesados. As pequenas gotículas com lucidez de electrões dentro da camada negra podem ser água ou HEMA. Os glóbulos com lucidez eletrónica de tamanho variável no interior dos túbulos. O ácido polialcenóico escuro pode penetrar nos túbulos, mas não na camada híbrida (H).

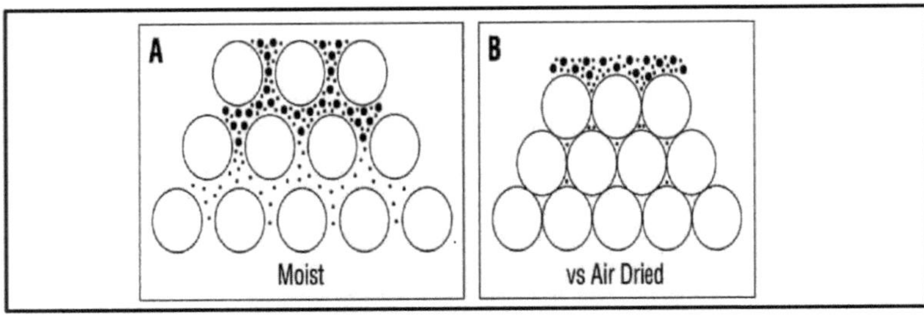

As potenciais moléculas são componentes de grande peso molecular e de pequeno peso molecular na dentina desmineralizada. Os círculos grandes representam a secção transversal das fibrilhas de colagénio da dentina. São
100 nm de diâmetro, os espaços interfibrilares têm 20-30 nm de largura. Os pontos grandes significam polímeros e os pontos pequenos, pequenos monómeros como o HEMA. (A) Na dentina húmida, as fibrilhas estão bem separadas. (B) Na dentina desmineralizada seca ao ar, os espaços interfibrilares quase desaparecem.

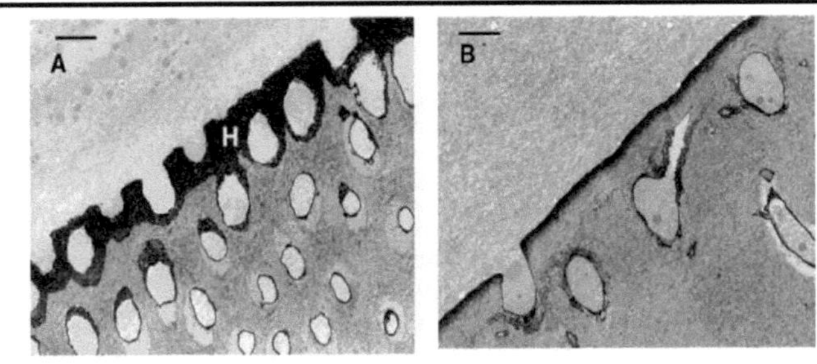

Transmission electron micrographs of acid-etched dentin bonded with Prime &Bond under moist (A) and dry (B) conditions. (A) Moist dentin. The adhesive uniformly infiltrated the dentin surface and the walls of subsurface tubules to form a thick electron-dense hybrid (H)layer. The tubules are filled with electron lucent resin. (B) Acid-etched dentin air dried for 10 seconds prior to bonding. The limited penetration of resin into the dentin surface.

Nanoleakage

A ausência de resina nos espaços interfibrilares no microscópio eletrónico de transmissão (TEM) é difícil de detetar. A dentina ligada à resina foi embebida em soluções de nitrato de prata a 50% durante períodos de tempo variáveis para permitir que os iões de prata preenchessem quaisquer espaços interfibrilares que não estivessem ocupados por resina. Esta técnica é designada por *nanoinfiltração* para a distinguir dos estudos mais tradicionais de microinfiltração.

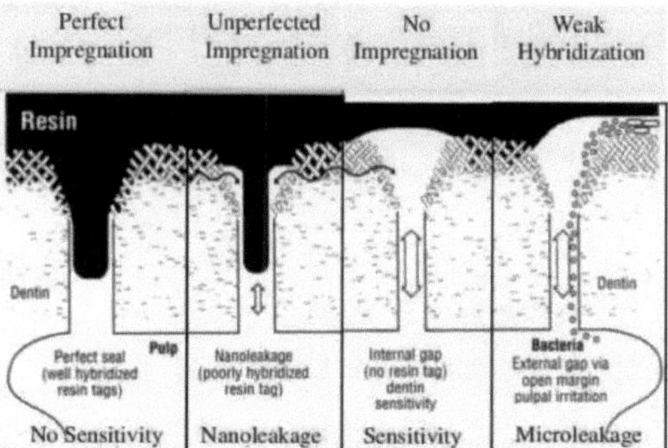

A microinfiltração é o movimento de bactérias, corantes ou outras substâncias nos espaços criados entre a estrutura dentária e os materiais de restauração. Estas lacunas têm frequentemente 20 a 50 mm de largura e devem-se à falta de adaptação e adesão de muitos materiais dentários.

> A nanoinfiltração ocorre na ausência de fendas através de espaços de tamanho nanométrico (espaços interfibrilares de cerca de 20 nm ou 0,02 mm). Embora as ligações resina-esmalte não apresentem muita nanoinfiltração, as ligações resina-dentina apresentaram nanoinfiltração. Mas não a penetração de bactérias.

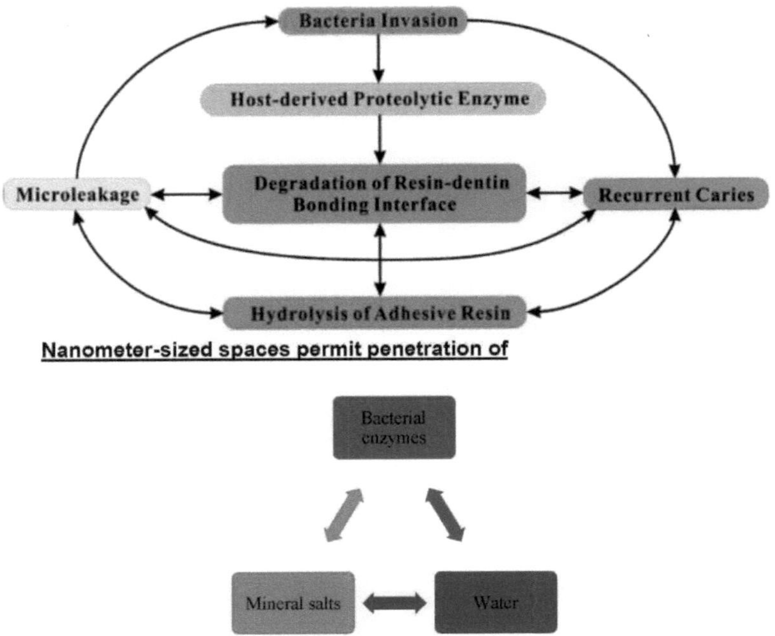

As preocupações de que a água nestes espaços possa enfraquecer as fibras de colagénio nuas por hidrólise podem não ser válidas, tendo em conta a ausência de 4 anos de armazenamento de matrizes desmineralizadas nas propriedades mecânicas da matriz[80].

A delicada distribuição linear dos depósitos de prata nas ligações de resina em que a nanofuga foi examinada por TEM é provavelmente causada por iões de prata que se difundem nos espaços interfibrilares cheios de água.

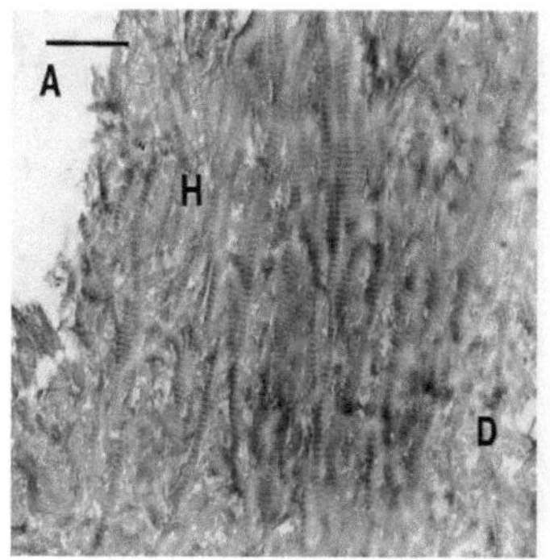

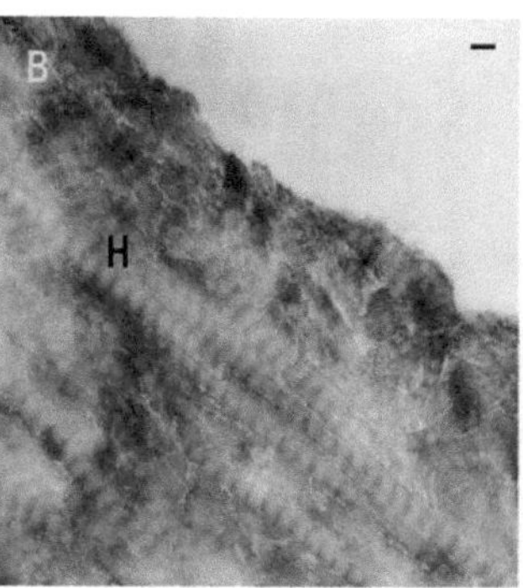

High magnification transmission electron micrographs of acid-etched dentin bonded with All Bond 2 under moist (A) and dry (B) conditions. (A) Under moist conditions, the collagen fibrils of the hybrid layer (H) are well separated, allowing sufficient space between the fibrils for resin uptake. The adhesive is radiolucent both above the hybrid layer and within the hybrid layer. These sections were treated with phosphor tungstic acid and uranyl acetate to enhance the substructure of the collagen fibrils. D is the laboratory demineralized dentin. (B) Acid-etched dentin that was air-dried for 5 seconds prior to bonding with All Bond 2. Note the absence of separation between the collagen fibrils within the hybrid (H) layer.

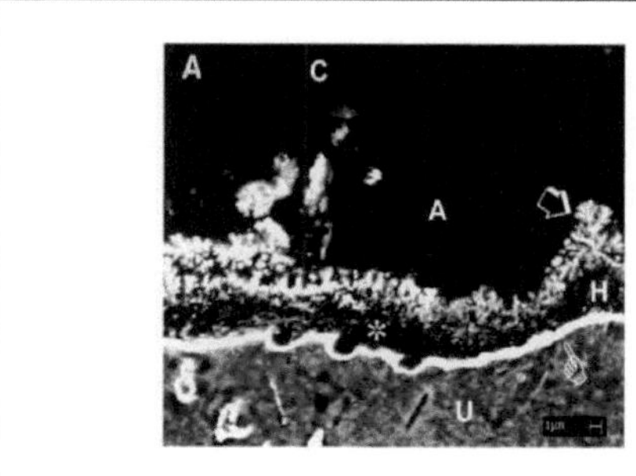

(A) Imagem de electrões retrodifundidos da interface dentina-resina de um espécime seco ao ar, colado com Single Bond e imerso em nitrato de prata a 50%. As áreas brancas indicam regiões onde se acumulou prata com densidade de electrões durante a imersão de 24 horas em nitrato de prata. A presença de depósitos de prata no interior da camada adesiva (A), especialmente nas ramificações delicadas (seta). C ¼ resina composta; U ¼ dentina subjacente intacta e não desmineralizada. Note-se como a prata é densa ao longo da base da camada híbrida e como era pouca no meio da camada híbrida.

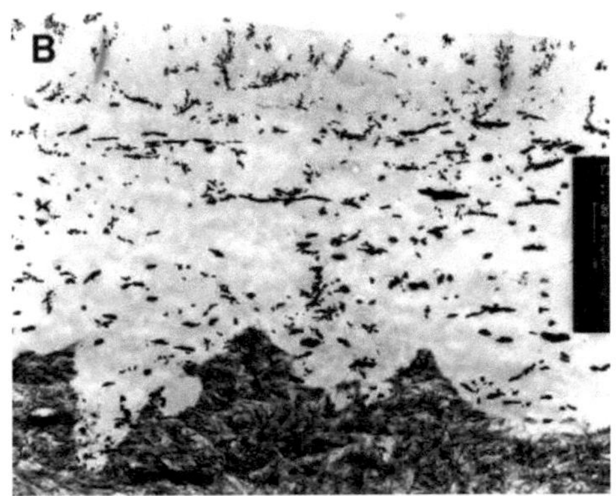

(B) Micrografia eletrónica de transmissão da região da camada híbrida de uma amostra que não foi seca ao ar antes da imersão em nitrato de prata, mostrando partículas de prata dispersas pela camada híbrida, mas sem grande acumulação de prata na base das camadas híbridas.

Esta distribuição pode ser exagerada em espécimes que tenham sido secos ao ar antes da aplicação do verniz das unhas, pelo que as implicações clínicas da nanoinfiltração continuam por determinar.

A resistência ácida dos cristais de whitlockite nos túbulos dentinários da dentina esclerótica continua a ser um problema significativo para a absorção de resinas na dentina intertubular - lesões cervicais em forma de cunha. Estes cristais resistem à ação dos primers autocondicionantes e ao condicionamento com ácido fosfórico, pelo que a dentina deve ser mecanicamente desbastada para remover este material[67].

Todas as superfícies dentinárias das lesões em forma de cunha não formam uma camada hipermineralizada e não porosa. Esta camada resiste mesmo ao ácido fosfórico a 37% e impede a formação de camadas híbridas. É mais semelhante ao esmalte e permite uma boa adesão da resina e resistências de ligação relativamente elevadas.

Por vezes, especialmente no ápice das lesões em forma de cunha, onde as cerdas da escova de dentes não conseguem chegar, a camada hipermineralizada é colonizada por microrganismos da placa bacteriana. Estes podem invadir a camada hipermineralizada, ou podem mineralizar a matriz circundante. Durante a colagem de dentina, estas bactérias podem incorporar-se na interface colada. Da mesma forma, quando se faz a adesão à dentina afetada por cáries, não é invulgar ver bactérias ocasionais presas nos tags de resina.

Permeabilidade da dentina contaminada com bactérias

Buonocore demonstrou que as resinas adesivas podem selar as bactérias por baixo das restaurações, onde estas podem continuar a progredir para a polpa. Demonstrou que o condicionamento ácido do esmalte aumentava a força das ligações resina-esmalte. Isto levou ao desenvolvimento de selantes de fossas e fissuras[81].

Os selantes causam o receio de que, se as lesões cariosas estiverem cobertas de esmalte ou dentina, a cárie "escondida" progrida sem ser detectada. Handelman et al mostraram uma grande diminuição de bactérias viáveis após o condicionamento ácido e o selamento com resina, que continuou a diminuir ao longo do tempo, indicando que os selantes isolaram as bactérias da sua fonte de nutrição.

Mertz-Fairhurst et al. demonstraram, num ensaio clínico de 10 anos, a utilização de selantes e um compósito posterior em lesões cariosas não escavadas que não se estendiam mais de meio caminho até à polpa. Nenhuma destas lesões progrediu radiograficamente e foram encontrados poucos microrganismos viáveis quando foram realizadas biópsias nas lesões seladas com resina, no entanto, verificou-se uma maior progressão das lesões nos dentes de controlo não tratados.

Estes resultados foram semelhantes aos resultados de Magnusson e Sundell que propuseram uma abordagem em duas etapas para o tratamento de lesões cariosas profundas em que existe o perigo de exposição mecânica da polpa[82].

Começaram por escavar a maior parte das lesões cariosas, tendo o cuidado de evitar a remoção do material cariado residual perto dos cornos pulpares e, em seguida, cobriram os restos de dentina desmineralizada húmida com Ca(OH)2 como um tampão pulpar indireto, seguido da colocação de uma restauração provisória.

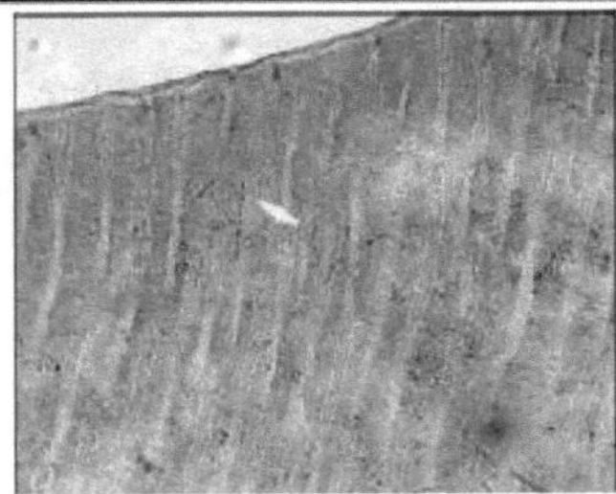

Picture shows Bacterial micro leakage of aged restoration

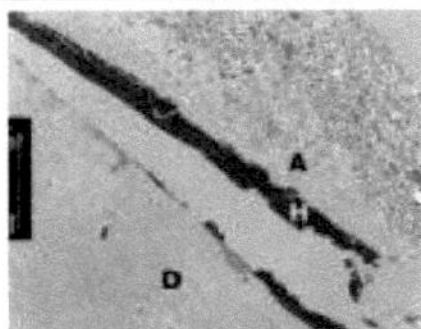

TEM of the hypermineralized layer on top of sclerotic cervical dentin that was bonded with Clearfil SE Bond and then stressed to failure. The bond between the resin and the hypermineralized layer (diagonal black structure) was stronger than the "bond" between the hypermineralized layer(H) and the underlying dentin which splitoff the dentin(D).

Atualmente, sabe-se que a colocação de Ca(OH)2 na dentina diminui a permeabilidade intrínseca da dentina, tanto in vitro como in vivo. A remoção da maior parte do material cariado, juntamente com a alcalinidade do Ca(OH)2, converte o microambiente ácido-génico num ambiente neutro ou básico que promove a remineralização. Quando estas lesões foram reabertas 6 a 9 meses depois, o material cariado residual estava seco, mais escuro e mais duro do que antes. Resultados semelhantes foram obtidos mais recentemente por Bjorndal et al.[83]

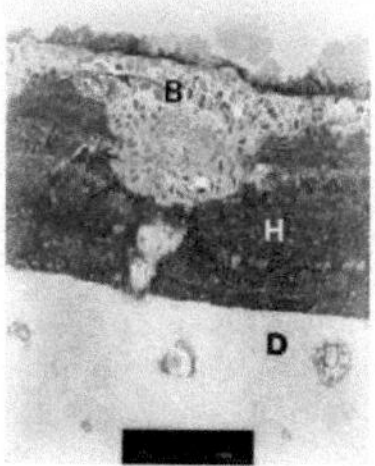

TEM showing bacteria(B) eroding into the hypermineralized layer(H) that formed on dentin(D). Both layers were covered by a self-etching primer while bonding a cervical wedge- shaped lesion.

Aparentemente, a impermeabilização da dentina superficial com Ca(OH)2 e a esclerose mais profunda dos túbulos afectados por cristais minerais isolam as bactérias residuais da sua fonte de nutrição oral, tornando-as dormentes. Qualquer tratamento da dentina que diminua a sua permeabilidade aos hidratos de carbono fermentáveis deve, portanto, parar a progressão das lesões cariosas.

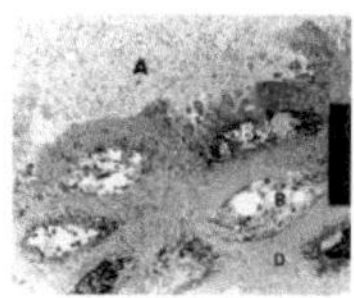

TEM micrograph of layers of bacteria (B) infiltrated with adhesive resin in a wedge-shaped cervical lesion.

A presença de bactérias na dentina profunda pode ser irritante para os tecidos moles pulpares, devido à liberação de produtos bacterianos que podem permear até a polpa. A indução da inflamação pulpar, juntamente com os produtos bacterianos, pode lesionar ou destruir os odontoblastos que ocupam a terminação dos túbulos. Este facto pode ser contrariado pela presença de imunoglobulinas no fluido dentinário[84].

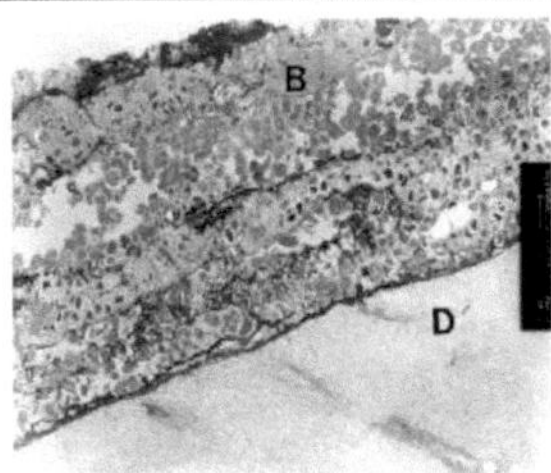

TEM micrograph of bacteria in resin-bonded caries- affected dentin. Some, but not all, intratubular bacteria (B) were embedded by the adhesion resin (A) dentin matrix (D).

Os efeitos dos factores de crescimento

- Durante a desmineralização da dentina por bactérias invasoras, o manguito hipermineralizado da dentina peritubular é dissolvido
- Por conseguinte, liberta quantidades consideráveis de cálcio e de fosfato.
- Embora alguns dos sais se difundam para o exterior, para a cavidade oral, existe uma difusão interna suficiente em direção à polpa para permitir a precipitação destes sais como vários tipos de fosfatos de cálcio que esclerosam os túbulos.
- A desmineralização também se espalha radialmente do lúmen do túbulo para a dentina intertubular adjacente, que também se desmineraliza.
- A presença de ácidos orgânicos (lactato, citrato) provoca tanto a desmineralização da apatite como a quelação de minerais adicionais.
- Ambos os processos, a desmineralização e a quelação, podem libertar uma série de proteínas não colagénicas da sua condição de ligação ao colagénio[85].

- Algumas dessas proteínas são potentes factores de crescimento, tais como o fator de crescimento transformador B e os factores de crescimento semelhantes à insulina I e II, sintetizados e segregados pelos odontoblastos juntamente com o colagénio quando a matriz dentinária primária foi formada. Estes factores tornaram-se praticamente insolúveis quando a matriz se mineralizou.

CASCADE OF MOLECULAR EVENTS INVOLVED IN DENTINOGENESIS

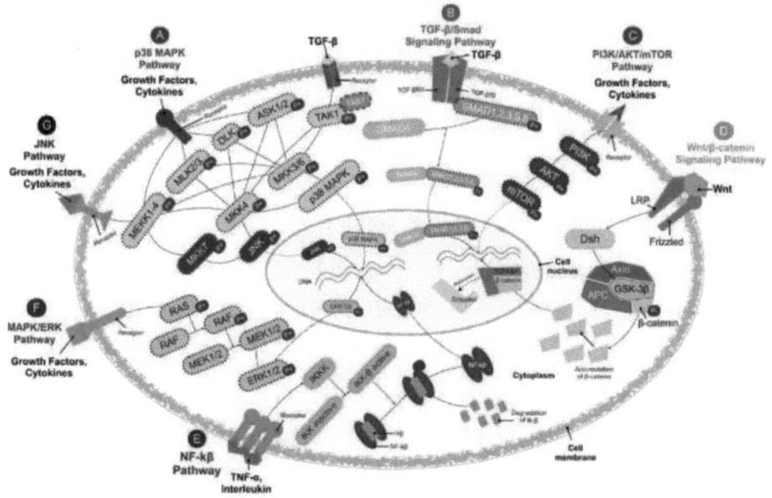

- Estes factores de crescimento retidos são libertados sempre que a matriz é desmineralizada, quer por ácidos aplicados terapeuticamente, quer por ácidos orgânicos exógenos
- Que é produzido por bactérias ou por ácidos endógenos, durante a inflamação pulpar.
- Para além dos factores de crescimento que promovem a diferenciação dos odontoblastos, a matriz da dentina também contém factores de crescimento angiogénicos que podem facilitar o crescimento capilar.[8 6]
- Assim, de acordo com Tziafas et al., "a matriz da dentina não deve ser considerada como um tecido duro dentário inerte, mas sim como um tecido potencial para moléculas bioactivas (particularmente factores de crescimento) à espera de serem libertadas se existirem condições tecidulares adequadas".
- Se os factores de crescimento estiverem a menos de 400 mm da polpa, podem desencadear a quimiotaxia das células mesenquimatosas próximas

para migrarem para o local da lesão e induzir estas células a transformarem-se em células odontoblásticas primitivas.

- Pensa-se que este mecanismo é responsável pela formação de dentina reparadora sob as lesões cariosas.

- Esses odontoblastos primitivos são cuboidais e não possuem um processo de odontoblasto.

- A matriz dentinária que formam é frequentemente atubular.

- Quando mineralizada, esta dentina atubular pode causar uma grande redução na permeabilidade da dentina, protegendo assim a polpa de material nocivo.

- Embora a ênfase atual seja a estimulação da citodiferenciação através de factores de crescimento, no futuro poderá ser terapeuticamente útil utilizar moléculas bioactivas que causem a apoptose dos odontoblastos ou a desdiferenciação dos odontoblastos maduros para formas mais primitivas sem processos odontoblásticos, de modo a formarem uma dentina tubular que selaria a dentina tubular periférica na polpa.

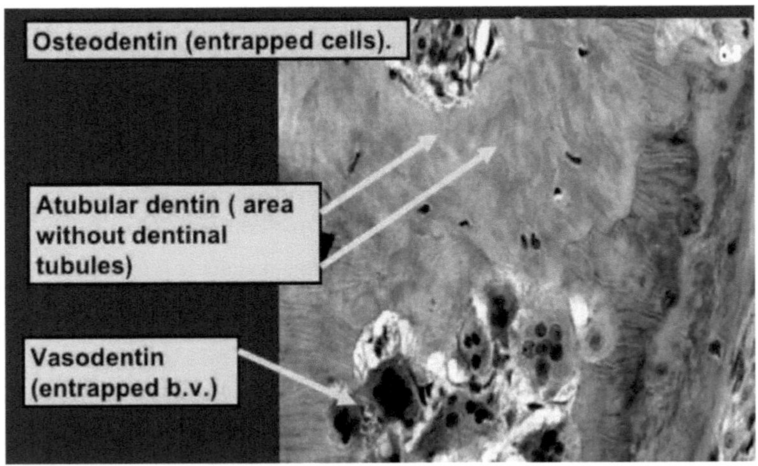

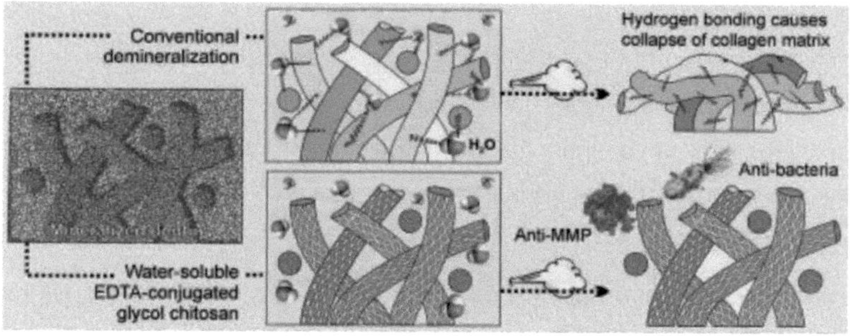

- Esta reação eliminaria o estímulo difusional para a continuação da desdiferenciação, permitindo assim que os odontoblastos se diferenciassem para as suas formas maduras normais.
- A administração transdentária (por exemplo, difusão de factores de crescimento através de túbulos cheios de fluido após aplicação tópica na dentina da cavidade) de factores de crescimento não é simples.
- O coeficiente de difusão das moléculas está relacionado inversamente com a raiz cúbica do peso molecular.
- Por conseguinte, as glicoproteínas como o fator de crescimento transformador B (peso molecular monomérico 19 000; dímero 30 000) difundem-se mais lentamente do que as moléculas mais pequenas.
- Contudo, foi demonstrado que moléculas tão grandes como o fibrinogénio (peso molecular 360.000) se difundem através da dentina in vitro, onde reduzem a permeabilidade da dentina.
- Os factores de crescimento são geralmente utilizados em quantidades se a difusão for através da dentina.
- Sabe-se que a dentina se liga a muitas moléculas que a atravessam, o que pode ser a razão pela qual a espessura restante da dentina deve ser inferior a 400 mm nos macacos ou a 100 mm nos furões para se obterem respostas pulpares significativas aos factores de crescimento.
- Do mesmo modo, mesmo as aplicações de hidróxido de cálcio não produzem reacções pulpares, a menos que a espessura de dentina remanescente seja inferior a 400 mm.

- Se a dentina for sacrificada para a tornar suficientemente fina para permitir um transporte difusional ótimo dos factores de crescimento para a polpa, torna-se hipercondutora, permitindo que mesmo pressões hidrostáticas pulpares ligeiras permitam um fluxo de fluido suficiente para o exterior, que pode tender a enxaguar os factores de crescimento que se difundem para o interior.

- A solução será ligar os factores de crescimento a uma molécula transportadora adequada, como a albumina, para evitar a ligação à dentina, permitindo assim a sua utilização difusa em 1 a 1,5 mm de dentina.

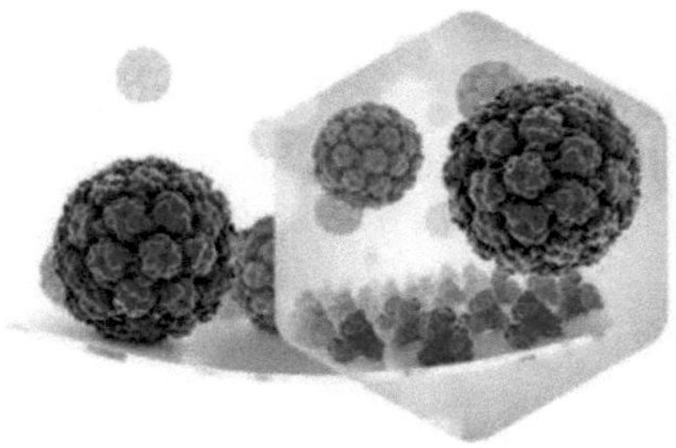

Resumo e conclusão

As propriedades de permeabilidade da dentina podem ter uma influência significativa na forma como os dentes respondem aos procedimentos de restauração e aos materiais. À medida que são feitos mais avanços na engenharia de tecidos, é provável que uma série de factores de crescimento e outros agentes terapêuticos sejam aplicados à dentina intacta para provocar uma resposta pulpar específica. Isto pode ser seguido pela criação de um selo de superfície com resinas adesivas para evitar a retrodifusão destes agentes e para evitar quaisquer deslocações de fluidos intratubulares que possam irritar as células em diferenciação ou desdiferenciação e o bordo pulpo-dentinário. Quanto mais compreendermos as caraterísticas de permeabilidade da dentina, mais poderemos manipulá-la para obter vantagens terapêuticas.

Referências

1. Vongsavan N, Matthews B. A permeabilidade da dentina de gato *invivo* e *Archsoral* Biol. 1991;36(9):641-646.
2. Vongsavan N, Matthews B. Interação entre o sistema neural e hidrodinâmico
em dentina e polpa. Archs oral Biol.1994;39(Suppl.):87s-95s.
3. Maita E, Simpson MD, Tao L, Pashley DH. Fluxo de fluidos e proteínas através do complexo pulpo-dentinário do cão *in vivo*. Archs oral Biol.1991;36:103-110
4. Fritsch C. Untersuchungenuber den Bau und die innervierung des Dentins. Arch. Mikrosc. Anat.1914;84:p307.
5. Pashley DH. Permeabilidade da dentina: Teoria e prática. Em: Spangberg L, editor. Endodontia experimental. CRC press inc; Boca Raton, Fl: 1990. pp.19-49.
6. Pashley DH, Livingston MJ, Greenhill JD. Resistência regional ao fluxo de fluido na dentina humana *invitro*.Archsoral Biol.1978;23:807-810.
7. Mjor IA, Nordahl I. A densidade e a ramificação dos túbulos dentinários nos dentes humanos. Archs Oral Biol1996;41:401-412.
8. Peixe EW. An Experimental Investigation of Enamel and Dentin and the Dental Pulp (Uma Investigação Experimental do Esmalte e Dentina e da Polpa Dentária). Londres: John Bale, Sons & Danielson, Ltd.
9. FrankM,WolffF,GutmannB.Micoscopieelectoniquedela carieauniveau de la dentine humaine. Archs Oral Biol 1964;9:163-179.
10. Yoshiyama M, Masada J, Uchida A, Ishida, H. Caracterização microscópica eletrónica de varrimento da dentina radicular humana sensível vs. insensível. J Dent Res 1989;68:1498-1502.
11. Coffey CT, Ingram M J, Bjorndall A. Análise do fluido dentinário humano Oral Surg1970;30.835.
12. Johnson G, Brannstrom M. A sensibilidade da dentina muda em relação às condições nas aberturas dos túbulos expostos Ata OdontolScand 1974,3229-38.
13. Pashley DH, Nelson R, W=lhams EC, Kepler EE. Utilização de concentrações de

proteínas dentárias para medir os coeficientes de reflexão capilar da polpa em cães.ArchOralBto11981,26.703- 6.

14. Johnson G, Olgart L, Brannstrom M. Fluxo dentário para fora sob gradiente de pressão fisiológica: experiências *em wtro.* Oral Surg1973;35:238-48

15. Pashley DH, M~chel~ch V, Kehl T Permeabilidade da dentina: efeitos da remoção da smear layer. J Prosthet Dent1981,46531- 7.

16. PashleyDH, KeplerEE, WtlliamsEC, OkabeA. Os efeitos do aodetchmg na permeabilidade *~n vivo* da dentina no cão. Arch OralB~ol1984;28:555-9

17 Pashley DH. Smear layer: constderações fisiológicas. Oper Dent 1984; (suppl3):13-29.

18 Pashley DH, Lelbach J, Hornet J. Effects of NaF/kaolln/glycerln paste on dentm permeabthty. Hlatt WH, Johansen E. Preparação da raiz. I. Obturação dos túbulos dentinários = tratamento da hipersensibilidade da raiz. J Penodontel1972;43:373-80.

19. Greenh=ll JD, Pashley DH Effects of desens=ttzmg agents on the hydraulic conductance of human dentm, *invitro* JDent Res 1981 ;60686-98.

20. TronstadL, Langeland K. Electron mtcroscopy of human dentin exposed by attnt=on Scand J Dent Res 1971;79:160- 71.

21. Ltlja J, Nordenvall K J, Brannstrom M. Dentin senstttwtyodontoblasts and nerves under dessbcated or infected expenmentalcawttes. Swed Dent J1982,6'93-103.

22. Tarbet W J, Silverman G, Stolman JM, Fratareangelo PA. Uma avaliação de dois
métodos para a quantificação da hipersensibilidade dentinária J Am Dent Assoc1979;98:914-8.

23. Hodosh M. Um dessensibilizador superior, nitrato de potássio. J Am Dent Assoc1974,88:831-3.

24. Tarbet W J, Silverman G, Fratareangeto PA, Kauapka JA. Tratamento caseiro para a hiper-sensibilidade dentinária: um estudo comparativo. J Am Dent Ass(x:1982,105:227-30.

25. Hanks CT, Syed SA, Craig RG, et al. Modelação de danos bacterianos nas

células pulpares in vitro. JEndodont1991;17:21-5.
26. Hanks CT, Wataha JC, Parsell RR, et al. Permeabilidade de moléculas biológicas e sintéticas através da dentina. J Oral Rehab1994;21:475-87.
27. PashleyDH.Dentin-predentincomplexanditspermeability: physiological visão geral [edição especial]. J Dent Res 1985;64:613-20.
28. NissanR,SegalH,StevensRH,etal.Theabilityofbacterial endotoxin to diffuse through human dentin. J Endodont1995;21:62-4.
29. Pissiotis E, Spangberg L. Permeabilidade da dentina a proteínas bacterianas in vitro. JEndodont1994;20:118-22.
30. Pissiotis E, Spangberg L. A dentina como inibidor da toxicidade bacteriana nas células pulpares in vitro. JEndodon1992;18:166-71.
31. Ciarlone AE, Pashley DH. Medicação da polpa dentária: uma revisão e propostas. EndodentTraumatol1992;8:1-5.
32. Trowbridge HO. Patogénese da pulpite resultante de cáries dentárias. J Endodont1981;7:52-60.
33. Fogel HM, Marshall FJ, Pashley DH. Efeitos da distância da polpa e da espessura na condutância hidráulica da dentina radicular humana. J Dent Res1988;67:1381-85.
34. Maroli S, Khea SC, Krell KV. Variação regional na permeabilidade da dentina jovem. OperDent1992;17:93-100.
35. Rauschenbeger CR. Permeabilidade da dentina: as ramificações clínicas. Dent Clin NorthAm1992;36:527-42.
36. Fogel HM, Marshall FJ, Pashley DH. Efeitos da distância da polpa e da espessura na condutância hidráulica da dentina radicular humana. J Dent Res1988;67:1381-85.
37. Pashley EL, Talmaan R, Horner JA, et al. Permeabilidade da dentina normal versus dentina cariada. Endod Dent Traumatol1991;7:207-11.
38. TayFR,GwinnettAJ,PangKM,etal.Resinpermeation into acid-conditioned, moist, and dry dentin: a paradigm using water-free adhesive primers. J Dent Res1996;75:1034-44.
39. Tay FR, Gwinnett AJ, Wei SHY. Relação entre o teor de água no primário à

base de acetona/álcool e a ultra-estrutura interfacial. J Dent1998;26:147-56.
40. George CH, Kendall JM, Evans WH. Vias de tráfico intracelular na montagem de conexinas em junções de fenda. J BiolChem1999;274:8678-85.
41. Sasaki T, Nakagawa K, Higashi S. Ultra-estrutura de odontoblastos em dentes de gatinhos
germes revelados pela fratura por congelação. Arch Oral Biol1982;27:897-904.
42. BishopMA,YoshidaS.Apermeabilidadebarriertolanthanum e a presença de colagénio entre odontoblastos em molares de porco. J Anat1992;181:29-35.
43. Turner D. Resposta fisiológica imediata dos odontoblastos. Proc Finn Dent Soc 1992;88(Suppl1):55-63.
44. Kitamura C, Kimura K, Nakayama T, Toyoshima K, Terashita M. Indução primária e secundária de apoptose em odontoblastos após preparação da cavidade de molares de ratos.J Dent Res 2001;80:1530-34.
45. Pashley DH, Galloway SE, Stewart F. Efeitos do fibrinogénio in vivo na permeabilidade da dentina no cão. Arch Oral Biol 1984;29:725-28.
46. Hanks CT, Wataha JC, Parsell RR, et al. Permeabilidade de moléculas biológicas e sintéticas através da dentina. J Oral Rehab1994;21:475-87.
47. Sikkema J, DeBont JAM, Poolman B. Interação de hidrocarbonetos cíclicos com membranas biológicas. J BiolChem1994;269:8022-28.
48. Hamid A, Sutton W, Hume WR. Variação na concentração de ácido fosfórico e tempo de tratamento e difusão de HEMA através da dentina. Am J Dent1996;9:211-4.
49. Hamid A, Hume WR. O efeito da espessura da dentina na difusão de monómeros de resina invitro. J Oral Rehabil1997;24:20-5.
50. Hashieh IA, Camps J, Dejou J, et al. Eugenol diffusion throughdentinrelatedtodentinhydraulicconductance.Dent Mater1998; 14:229-36.
51. Roulet J-F. Degradação de polímeros dentários. Basileia: Karger; 1987.
52. Ferracane JL. Eluição de componentes lixiviáveis de compósitos. J Oral

Rehabil1994;21:441-52.

53. Bergenholtz G. Evidência para a causa bacteriana de respostas pulpares adversas em restaurações dentárias à base de resina. Crit Rev Oral Biol Med2000;11:467-80.

54. Gwinnett AJ, Tay FR. Resposta precoce e intermédia da polpa dentária a uma técnica de condicionamento ácido in vivo. Am J Dent1997;10:535-44.

55. Van Noort R, Noroozi S, Howard IC, et al. Uma crítica das medições da resistência de união. J Dent1989;17:61-7.

56. VanNoortR,CardewGE,HowardIC,NorooziS.O efeito da geometria interfacial local nas medições da resistência de união à dentina por tração. J Dent Res1991 ;70:889- 93.

57. Versluis A, Tantbirojn D, Douglas WH. Porque é que os testes shearbond arrancam a dentina? J DentRes1997;76:1298-307.

58. Pashley DH. Dinâmica do complexo pulpodentina. Crit Rev Oral Biol Med1996;7:104-33.

59. Sano H, Shono T, Sonoda H, et al. Relação entre a área de superfície para adesão e a resistência de ligação à tração: avaliação de um teste de ligação à micro-tensão. Dent Mater 1994;10:236-40.

60. Pashley DH, Sano H, Ciucchi B, et al. Teste de adesão de agentes de ligação à dentina: uma revisão. Dent Mater 1995;11:117- 25.

61. Pashley DH, Carvalho RM, Sano H, et al. O teste de ligação por microtensão: uma revisão. J AdhesDent1999;1:299-310.

62. Davidson CL, de Gee AJ, Feilzer A. A competição entre a resistência da ligação compósito-dentina e a tensão de contração da polimerização. J Dent Res 1984;63:1396- 99.

63. Feilzer AJ, de Gee AJ, Davidson CL. Tensão de presa em resina composta em relação à configuração da restauração. J Dent Res1987;66:1636-39.

64. Carvalho RM, Pereira JC, Yoshiyama M, et al. Uma revisão da contração de polimerização: a influência do desenvolvimento do stress vs alívio do stress. Oper Dent1996;21:17-24.

65. Ogata H, Harada N, Yamaguchi S, et al. Effect of burs on dentin bond

strength of selfetching primer bond systems. Operative Dent2001;26:375-82.

66. KwongS-M,CheungGSP,KeiL-H,etal.Microtensilebond strengththofscleroticdentinusingself-etchingandatotal-etch technique. Dent Mater 2002;(no prelo).

67. Nakajima M, Sano H, Burrow MF, et al. Resistência de ligação à tração e avaliação SEM de adesivos de dentina que utilizam dentina afetada por cáries. J Dent Res1995;74:1679-88.

68. Yoshiyama M, Sano H, Ebisu S, et al. Forças regionais de agentes de ligação para

dentina radicular esclerótica cervical. J Dent Res 1996;75:1851-58.

69. Nakajima M, Sano H, Zheng L, et al. Efeito da colagem húmida vs seca em dentina normal vs afetada por cáries com Scotchbond Multi-Purpose Plus. J Dent Res 1999;78:1298- 303.

70. Nakajima M, Sano H, Urabe I, et al. Resistência de união de dentina simples engarrafada e dentina adesiva afetada por caries.Oper Dent2000;25:2-10.

71. Nakaoki Y, Nikaido T, Pereira PNR, et al. Alterações dimensionais da dentina desmineralizada tratada com primários HEMA. Dent Mater 2000;16:441-6.

72. Gwinnett AJ. Dentina húmida versus dentina seca. Os seus efeitos nas resistências de união ao cisalhamento. Am JDent1992;5:127-9.

73. Eick JD, Robinson SJ, Byerly TJ, et al. Análise por microscopia eletrónica de transmissão/espetroscopia de dispersão de energia da interface adesiva da dentina utilizando um análogo marcado do metacrilato de 2-hidroxietilo. J Dent Res 1995;74:1246-52.

74. EickJD,MillerRG,RobinsonSJ,etal.Análise quantitativa da interface adesiva da dentina por espetroscopia de Anger. J Dent Res1996;75:1027-33.

75. Tay FR, Gwinnett AJ, Wei SHY. Espectro micromorfológico da secagem excessiva à dentina condicionada com ácido em primários/adesivos sem água, à base de acetona, de frasco único. Dent Mater1996;12:236-44.

76. Choi KK, Condon JR, Ferracane JL. Os efeitos da espessura do adesivo na tensão de contração de polimerização do compósito. J Dent

Res2000;79:812- 7.

77. Tay FR, Carvalho RM, Yiu CKK, et al. Mechanical disruptionofdentincollagenfibrilsduringresin-dentinbond testing. J Adhes Dent2000;2:175-92.

78. Tay FR, Moulding KM, Pashley DH. Distribuição de nanofillers de um adesivo de passo simplificado em dentina condicionada com ácido. J Adhes Dent 1999;2:103-17.

79. CarvalhoRM,TayFR,SanoH,etal.Propriedades mecânicas a longo prazo da matriz dentinária desmineralizada com EDTA. J Adhes Dent2000;2:193-200.

80. Buonocore MG, Wileman W, Brudevold F. Um relatório sobre uma composição de resina capaz de
de ligação a superfícies de dentina humana. J Dent Res1956;35:846-51.

81. Magnusson BO, Sundell SO. Escavação passo-a-passo de lesões cariosas profundas em molares primários. J IntAssoc Dent Child 1977;8:36-40.

82. Bjorndal L, Larsen T, Thylstrup A. Um estudo clínico e microbiológico de lesões de cárie profundas durante a escavação por etapas utilizando intervalos de tratamento longos. Caries Res1997;31:411-7.

83. Hahn C-L, Overton B. The effects of immunoglobulins on the convective permeability of human dentine in vitro.Arch Oral Biol1997;42:835-43.

84. Dahl T, Sabsay B, Veis A. Interações colagénio-fosfóforo tipo I: especificidade da ligação entre o monómero e o monómero.J StructBiol1998;123:162-8.

85. Vongsavan N, Matthews B. A permeabilidade da dentina de gato in vitro e in vivo. Arch Oral Biol1991;36:641-6.

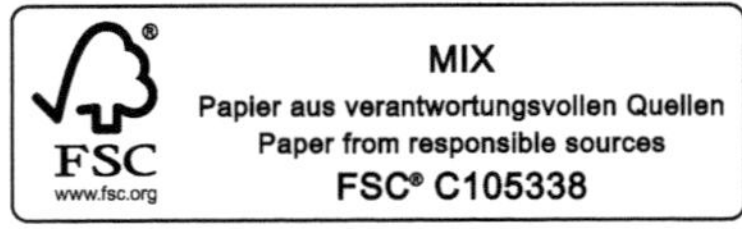

Printed by Books on Demand GmbH, Norderstedt / Germany